創始 · 本草療法之母

聖賀德佳

香草療法

春夏秋冬 120 帖身心靈療癒處方

旅居德國的自然療法家 森 Wenzel 明華——著

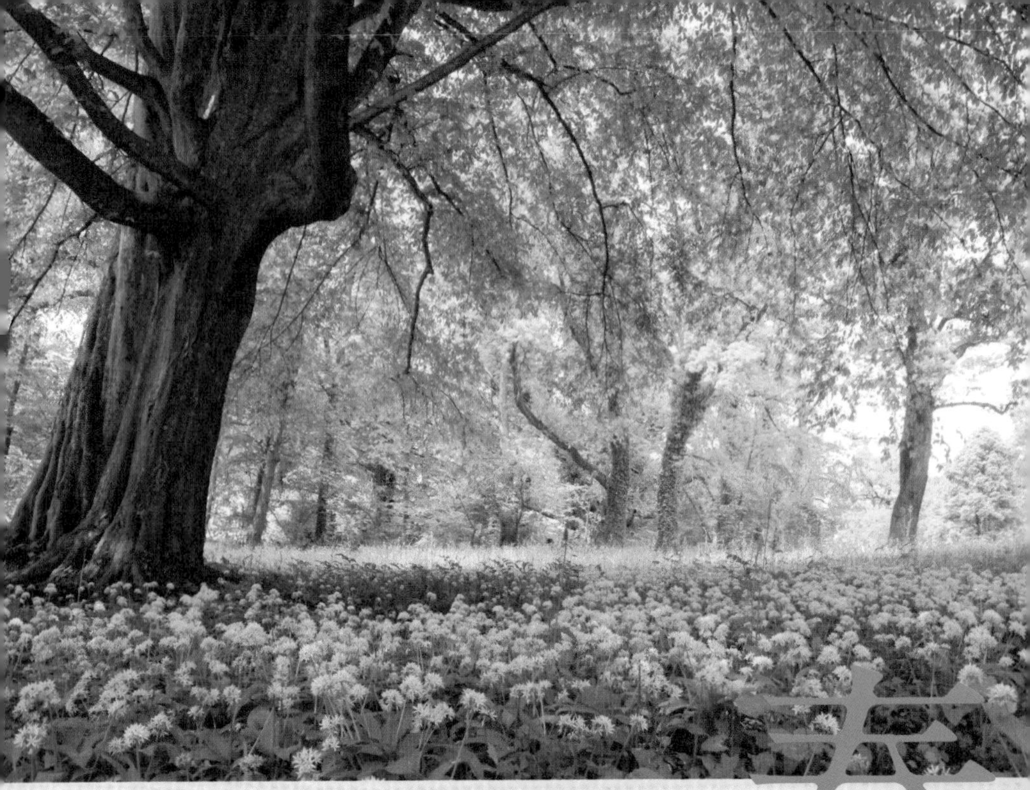

熊蔥（bärlauch）是滋補強壯的春季芳香本草，雪白的熊蔥花田，是德國著名的春天風情。（註：熊蔥又稱野韭菜，為歐洲特有，在德國尤其常見。）

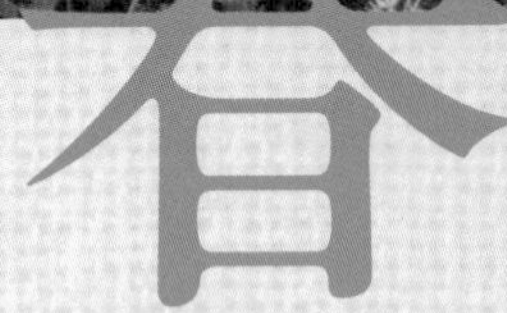

春

Frühling

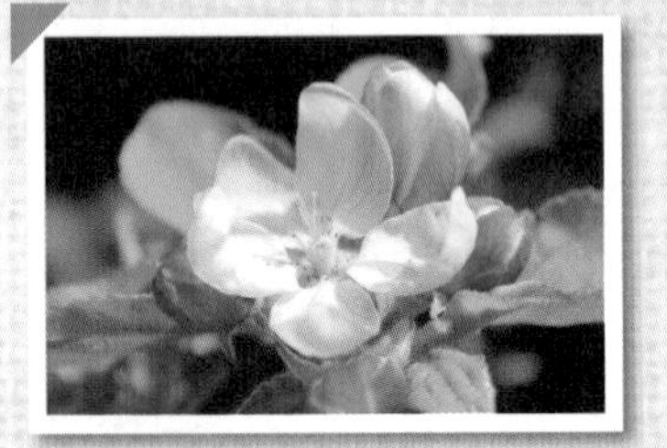

送走漫長的冬季，吾家庭院裡的蘋果花，宣告春天到來。

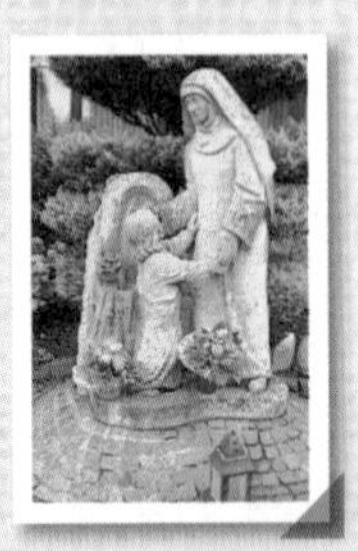

聖賀德佳與孩童的雕像，講述聖賀德佳以萊茵河水清洗失明孩童的眼睛，而令其重見光明的傳說。

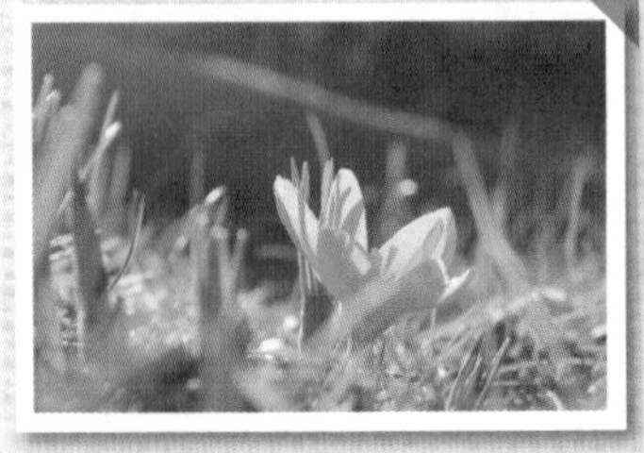

春寒料峭，番紅花（Crocus）開出第一朵春華。

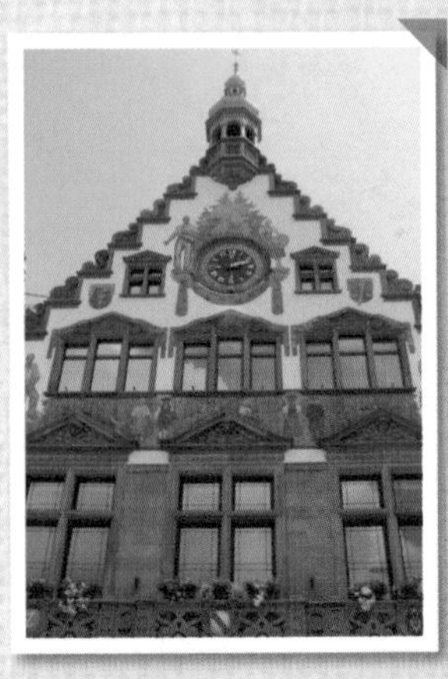

傳統的德國建築。

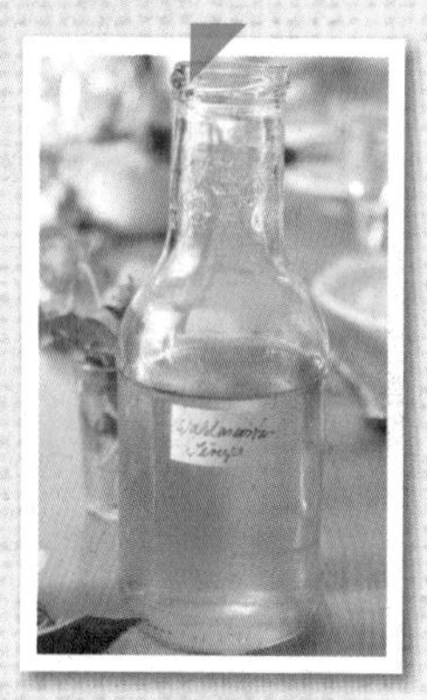

用春天當季的花朵製成糖漿。聖賀德佳說，春天的植物多半具有很強的排毒功效。

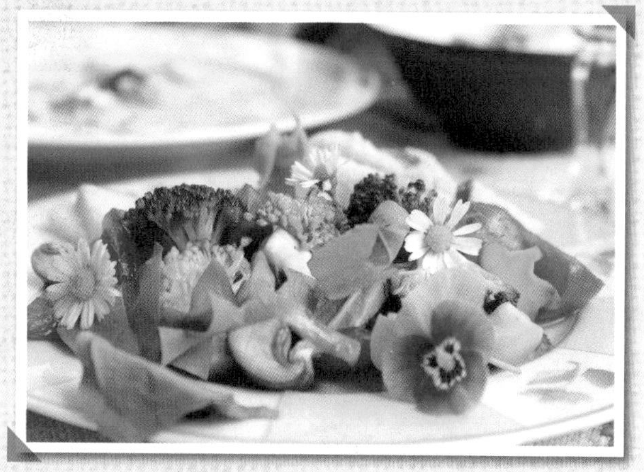

應景的可食用花卉和香草，裝點春天的餐桌。

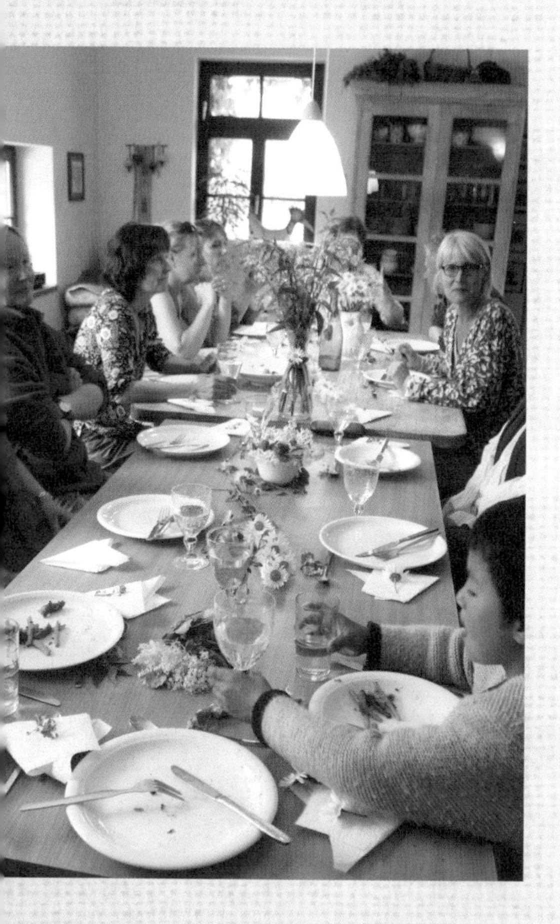

點綴薰衣草和玫瑰花瓣的甜點，享用美食也品味花香。

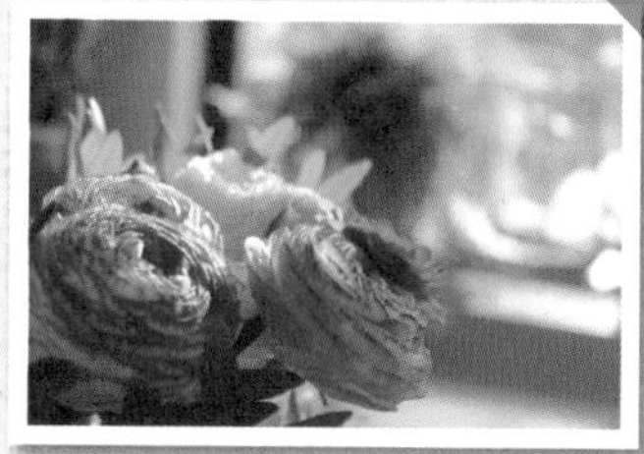

芳香本草教室裡的迎賓花。野生的小花小草成為室內的一道風景。

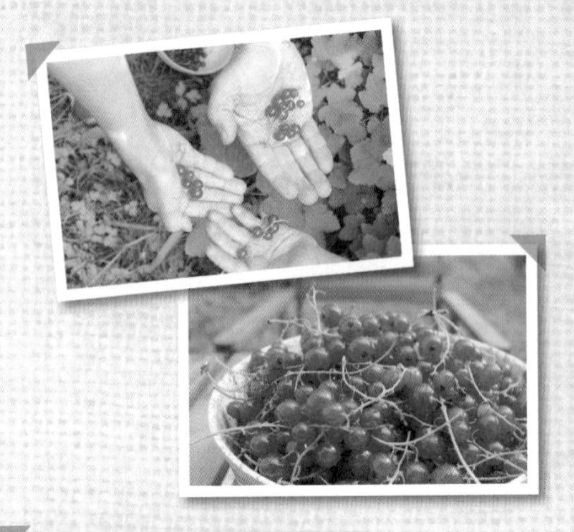

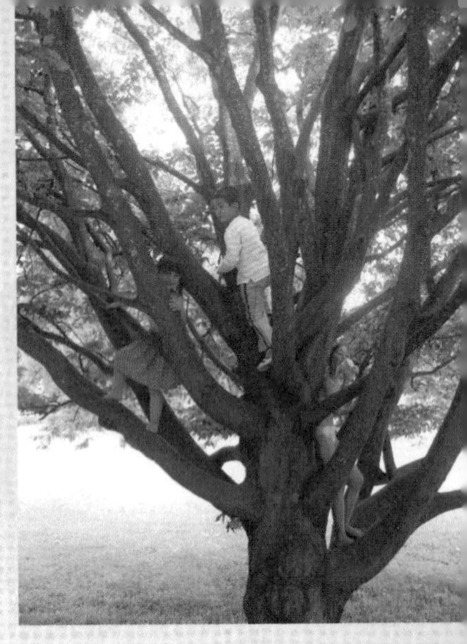

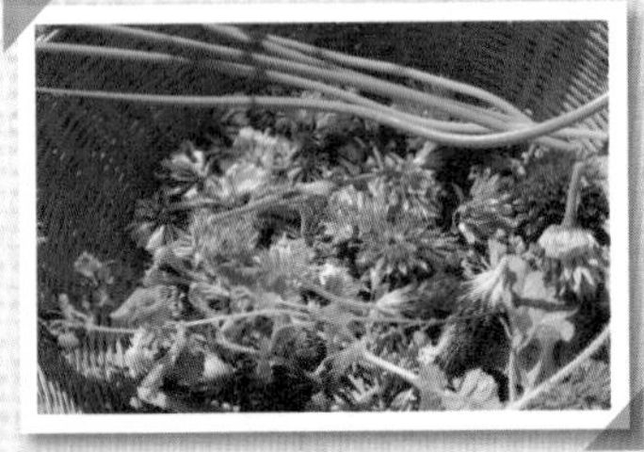

Sommer

夏

陽光熱情有勁的夏季，是德國最棒的季節。孩子們在庭院裡採摘紅醋栗，當做早餐和點心。鮮美的酸甜滋味，瀰漫在齒頰之間。

徜徉在山巒、草原、湖泊的懷抱中，感受與地球的連結，盡情享受短暫的夏季陽光與新鮮空氣。

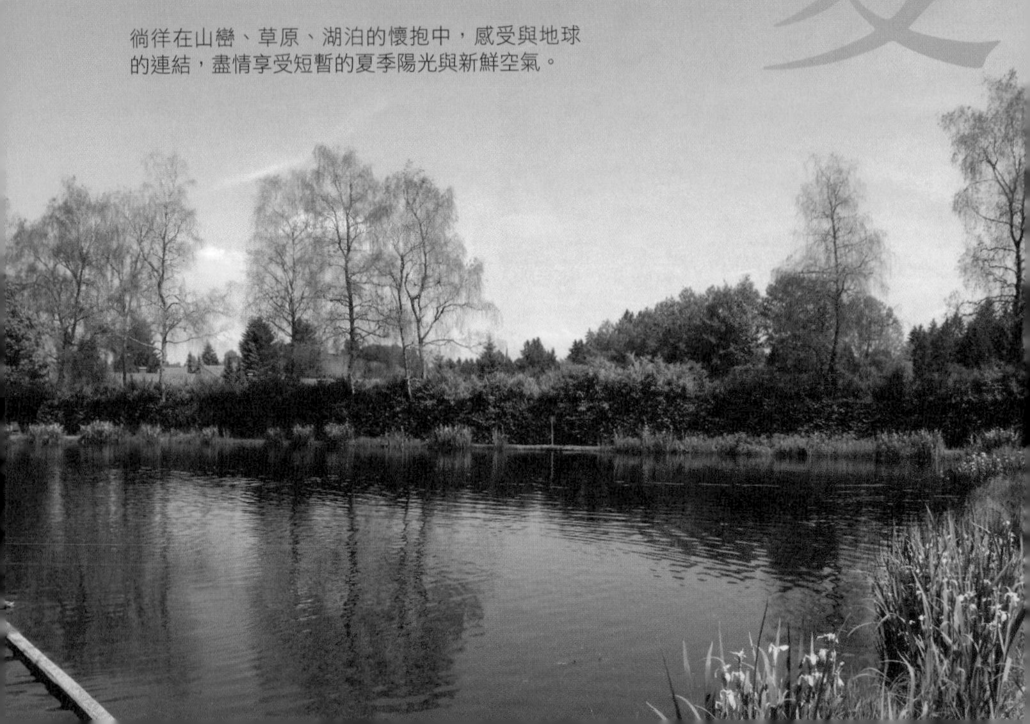

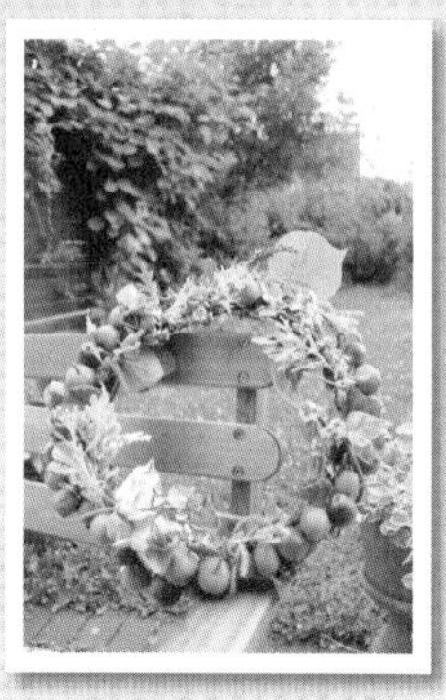

用熟成掉落的小小蘋果裝飾花圈。

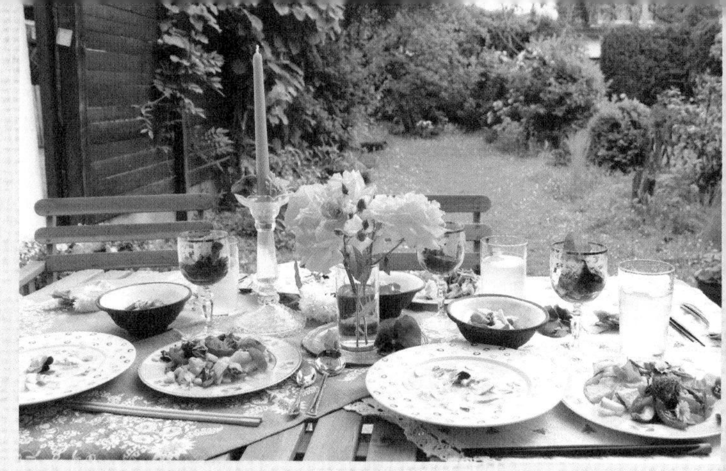

庭院裡，圍坐在花團錦簇的餐桌旁享用餐點，最是奢華。不用說，啤酒的滋味好得沒話講。

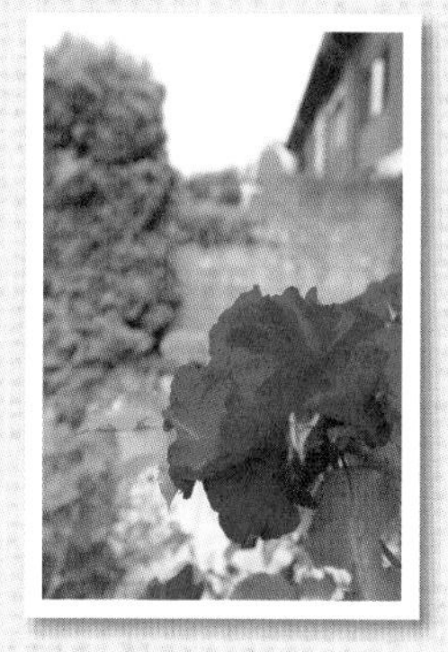

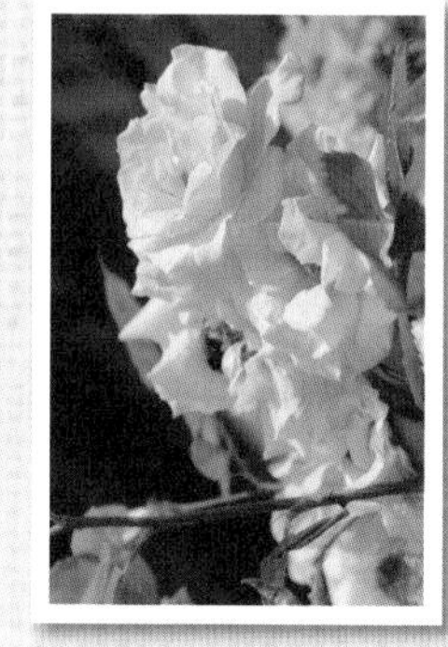

夏季的花兒精神抖擻。玫瑰花瓣可用來做果醬、香氛包，或是沖泡香草茶。

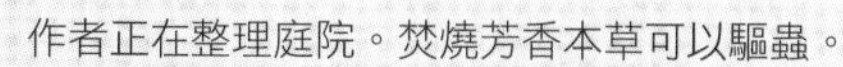

作者正在整理庭院。焚燒芳香本草可以驅蟲。

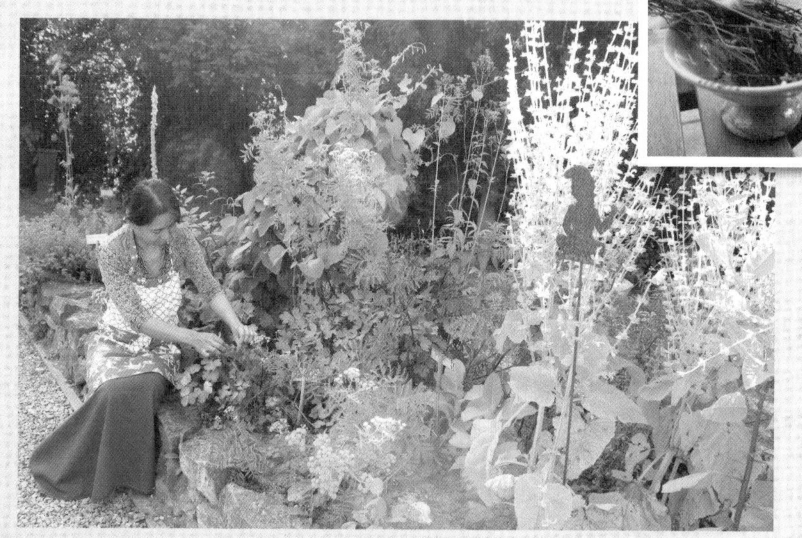

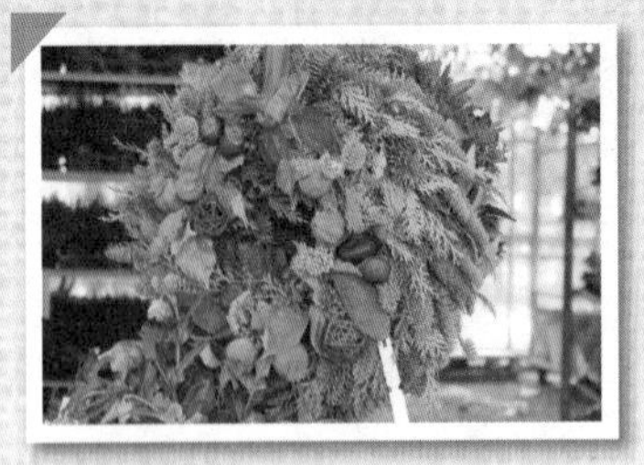

秋天的森林色彩繽紛，充滿
大自然餽贈的禮物。

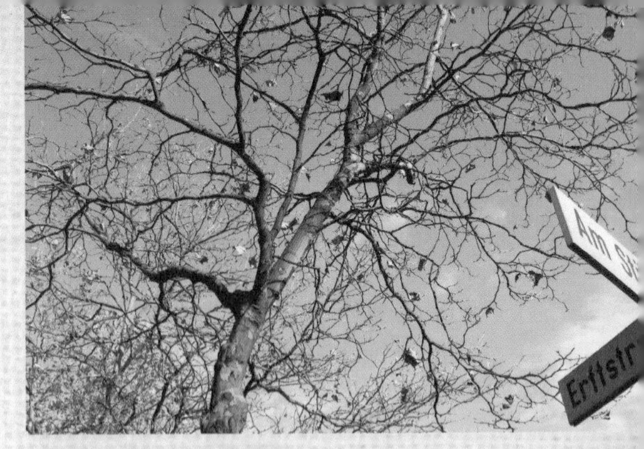

德國的秋天來得早，日照時間大幅縮短，
要開始準備過冬了。

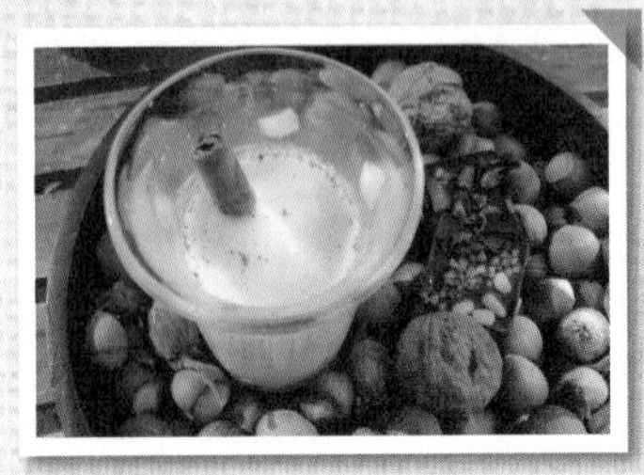

用新鮮堅果打成的堅果奶，味道香
醇，為身體補充暖呼呼的能量。

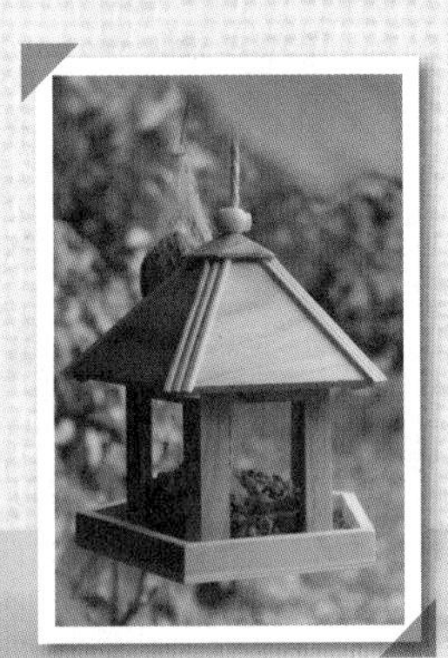

為鳥兒準備的小屋
裡，有向日葵種子和
五穀雜糧。

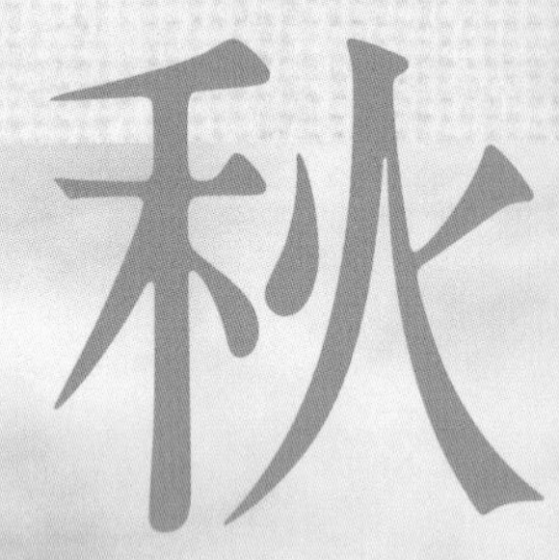

Herbst 秋

聖賀德佳當年創辦的修道
院，就位於可以俯瞰萊茵河
的半山腰上。這裡的修女們
會親手釀製葡萄酒。

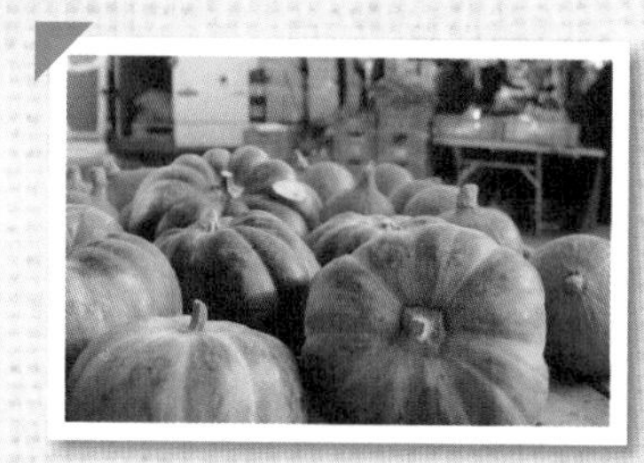

秋天是收穫的季節，市場上，滿是各色各樣的南瓜，可以做成南瓜湯和南瓜派。

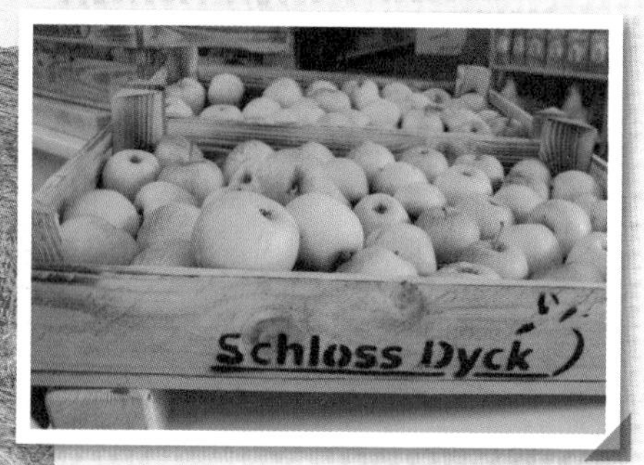

秋天是蘋果等果實盛產的季節。

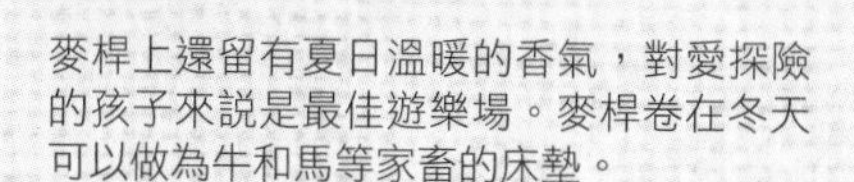

麥桿上還留有夏日溫暖的香氣，對愛探險的孩子來說是最佳遊樂場。麥桿卷在冬天可以做為牛和馬等家畜的床墊。

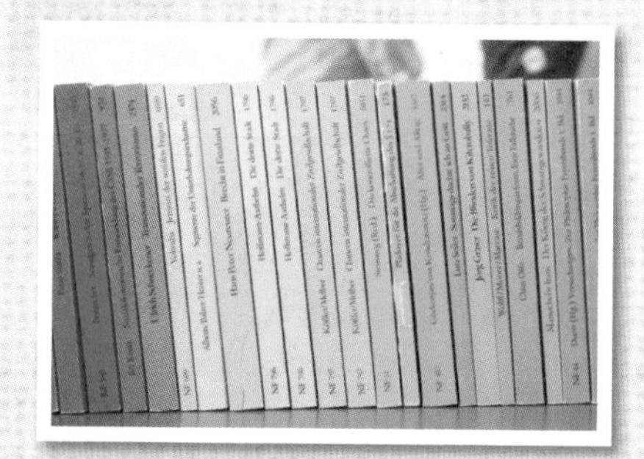

秋天也是讀書的季節。從「四大元素理論」的觀點來看，秋天正是思考的好時節，適合在寧謐的森林中散步。（註：歐洲中古時期流行的哲學理論基礎，認為世間萬物都是由不同比例的土、水、火、風四大元素混合而成。）

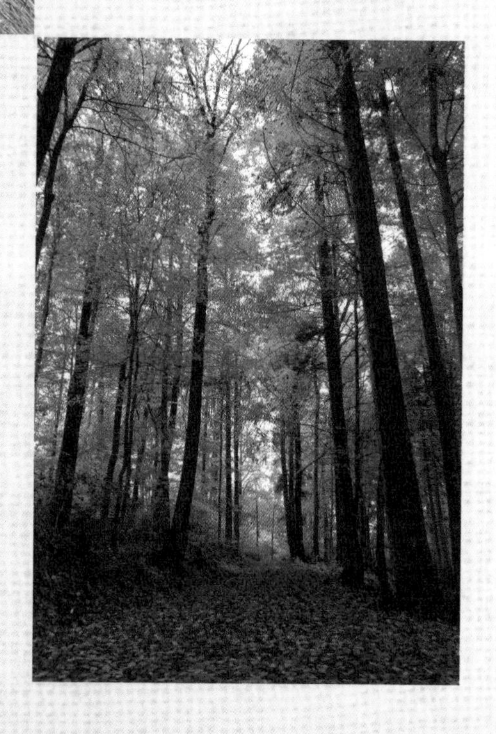

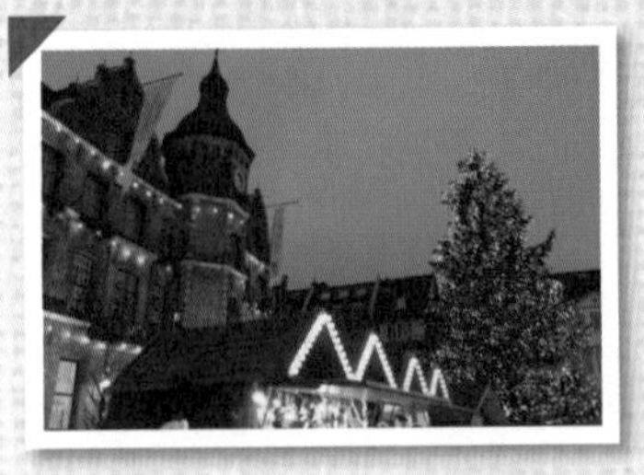

從11月的最後一星期開始，
德國各地紛紛開辦耶誕市集。

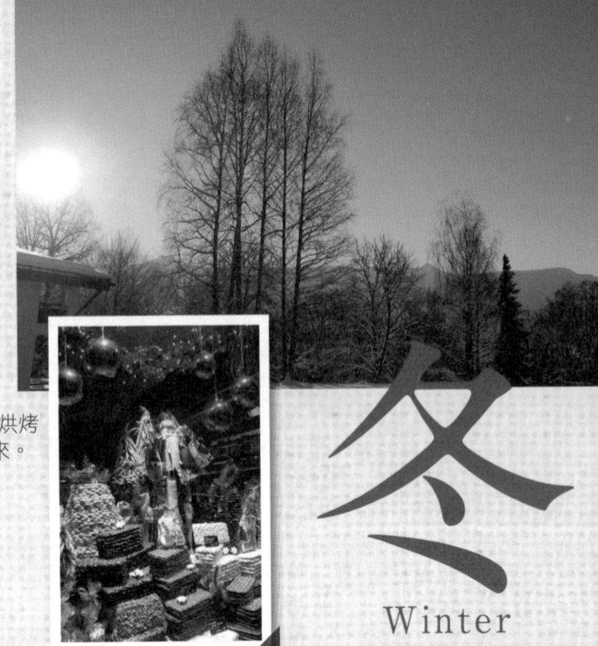

冬

Winter

每到耶誕季，德國家家戶戶都會大量烘烤各式餅乾，我們家也是大人小孩一起來。

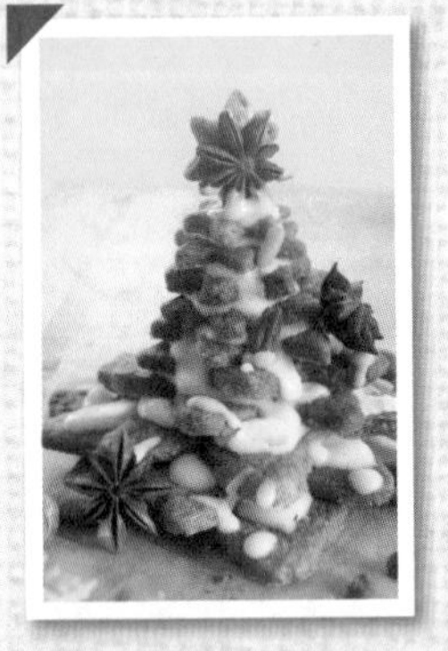

耶誕季應景的辛香料餅乾，數量驚人！

按照待降節（Advent）的習俗，從耶誕節前的第四個星期天開始，就要天天點燃一支蠟燭。（註：又稱為降臨期，是天主教會的重要節期，意義猶如教會的新年，為慶祝耶穌聖誕前的準備期與等待期。）

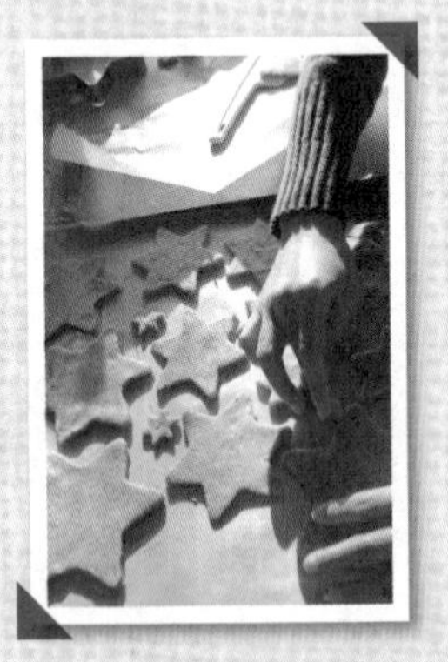

德國人過耶誕節低調而簡單，絕不歡鬧鋪張，卻充滿溫馨的光明與愛。

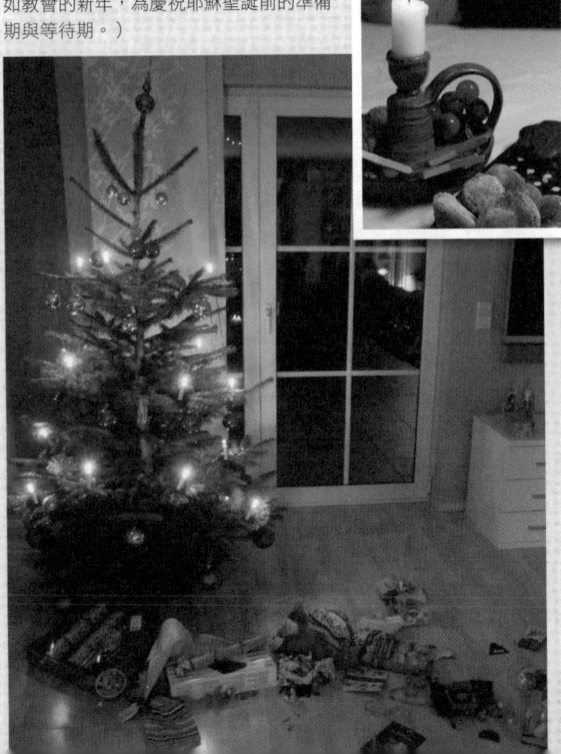

序章　來到自然療法的寶庫德國取經

邂逅自然療法

生機盎然的自然療法近在咫尺

享用聖賀德佳自然療法的七大智慧

第1章　聖賀德佳迎接春天的準備

春天的療癒

春天的飲食

春天的居家

第2章　聖賀德佳通往夏季的門戶

夏季的療癒

夏季的飲食

夏季的居家

第3章 聖賀德佳的小秋日

秋季的療癒

秋天的飲食

秋天的居家

第4章　聖賀德佳的冬季小隱居和耶誕節

冬季的療癒

冬天的飲食

冬季的居家

附錄　聖賀德佳改善症狀與維護健康的本草植物

推薦序1

聖賀德佳，等同華人世界的李時珍與華陀

德國十二世紀的女先知、聖女、聖師，家戶喻曉的藥書作者與醫者——賀德佳，在二〇一二年榮列為聖師後，由德國地方性的聖人，一躍而成世界級的名人，這位修道院的女院長如同華人世界的李時珍與華陀一般，在西方自然醫學領域中赫赫有名，她的養生法與維持健康的小智慧，影響著九百多年來西方世界的德國人，成為他們生活當中的家常便飯。

這位嫁到德國的日本媳婦——本書作者，以母親育兒的愛心，徹底融入了德國居家的日常生活，將這九百年來的德國自然療法傳承運用的淋漓盡致，並且細心地將其療法，分成春夏秋冬四季，運用大地在不同季節所賜給人的植物，促進家人的健康。

聖賀德佳在醫藥書（Physika）中所提到的重要植物，都是日本媳婦可經常運用的家常菜。例如：在台灣菜市場上冬日春日可以買到的小茴香菜，可以幫助

我們顧腸胃、發汗去口臭，也可顧眼睛與照顧心臟；在台灣很普遍的南薑，可以與紅酒同燒，解除痠痛，南薑茶還可以退燒；洋車前子可以解便秘、養顏美容等等。

這位以家庭為重心的愛家日本媳婦，也不忘德國修道院精神中所謂賀式的健康六大黃金原則與四大巨柱，平易近人地放入到居家生活當中，以東方女性的眼光，重新編列成七大智慧：1.地水火風四大元素的平衡；2.以家庭為安頓身心與靜心的光明居所；3.以斷食排毒讓身心休養生息；以大自然界的蔬果香草為養生秘方；4.良好的睡眠；5.在動如脫兔、靜如止水間的平衡；6.四種體液與世界的連結，來作養生保健。這些大理論被化成了居家智慧，可以讓一般人運用自如。

由於作者的醫護背景，她更如實地將德國人日常的自然療法，如對小孩採十八世紀德國醫生赫尼曼的順勢療法；在照護情緒時，使用二十世紀英國巴赫花精；在某些時候使用芳香精油作為輔助照護等地綜合運用，豐富地呈現在書中，讓一般人可以學習與運用。

聖賀德佳本草之母的生命故事和自然療法，甚至是修道院傳統，自始至終如一條紅色的絲線，編織並貫穿了整本書，讓大家除了能夠運用這些療法以外，也能夠輕鬆地認識這位十二世紀的偉大聖女聖師，看到她活在二十一世紀的德國人生活中，在此，她即將透過這本書，進入亞洲的你我生活當中，進入你我的心中。

聖賀德佳全能發展協會理事長・輔大全人中心兼任副教授
王真心

推薦序2

用大自然的禮物，開啟自癒力！

我們身體是個小宇宙，身體需要跟外在的這個大宇宙達到一個平衡和諧的狀態，是一種能量平衡交換的概念。當我們脫下鞋子走在沙灘上時，是跟大地做能量交換，當我們在森林裡散步、或是抱樹，呼吸著芬多精，也是種能量的交換。在瀑布邊，則會有很多的負離子，這樣的空氣、水氣、環境裡，都是一種跟大宇宙做能量交換的行為，也是幫助我們開啟自癒能力很重要的一個方式。

不同的植物代表著不同的能量。當我們不能長時間待在森林中，當我們不能常常脫下鞋子踩草地，當我們不能無時無刻地去擁抱大自然時，要達到接地氣與能量交換，最方便的方法就是透過嗅吸、塗抹、薰香、撫摸……等來使用來自大地的禮物「植物精油」。

《自然療法創始．本草療法之母聖賀德佳香草療法：春夏秋冬120帖身心靈療癒處方》這本書中，透過作者所歸納出的自然療法七大智慧、四種體液質的自我診斷以及四季的養身重點，可以讓大家清楚且簡單的學會如何好好的回到自己的身上愛自己，當我們有能力愛自己時，也才會有能力來愛週遭的人。

在此，很榮幸地有這個機會把這本書推薦給所有喜歡自然療法、芳香療法、寶石療法等的你們，相信透過作者的分享，我們都可以進入到作者所說的，「讓我們的生命可以回歸輕鬆自在」，這不就是我們都想要追求的嗎？

台灣行動瑜伽協會創辦人・身心療癒師

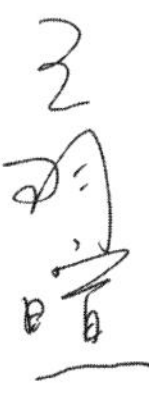

前言

我在德國的家，庭院裡有一棵蘋果樹。

儘管從不曾照料這棵樹，每到春天，它就會開出可愛的花朵，秋天自然結出小巧的果實。和店頭賣的蘋果相比，它的果實不但個頭小，形狀也不工整。但是，只要啃上一口小蘋果，立刻驚豔於它的美味多汁，感受爆發的生命力。爽脆的口感、微酸的自然香氣和滋味，滿滿的能量果真應了「一日一蘋果，醫生遠離我」（An apple a day keeps the doctor away.）的俗諺所言。

不久前，《奇蹟蘋果》（奇跡のリンゴ）一書在日本蔚為轟動，成為炙手可熱的暢銷書。以種植蘋果為生的農家木村先生，憑著對有機蘋果的癡心，備嘗屢種屢敗的艱辛，險些就要步上絕人之路。皇天不負苦心人的現實奇蹟，打動了廣大讀者的心，也讓人不禁好奇：種植蘋果不灑農藥，真有這麼困難嗎？

在德國，就有這樣的野生「奇蹟蘋果」。

漫步在寧靜祥和的森林裡，不時可見蘋果樹在無人耕種的荒地或是路邊，自顧自的結出纍纍果實。這是德國版的「奇蹟蘋果」。只是，這種自營生息的野地蘋果樹，在德國完全稱不上「奇蹟」。不施農藥、消毒、肥料，未給予任何人為的照顧，它們就能夠欣欣向榮，不過是遵循大自然的生命法則，自能開花結果。

野生蘋果的果實雖小，但是組織紮實，美味可口。當我見到這樣的德國蘋果，不得不感嘆日本當真把不自然視為自然。要陳列在店頭販賣的漂亮蘋果，如果不用農藥照顧就養不活，反觀完全不假人工呵護的蘋果樹，卻自己活得生機盎然，即便果實在野地裡受了一點傷，也絲毫不減損美味（若不好吃，動物就不肯賞光，也就不會幫蘋果到處散播種子了）！不需要大量肥料、消毒藥、農藥，照樣活得很有滋味。

野生蘋果樹的生命力頑強，反觀泡在農藥裡養大的蘋果樹，如要脫離農藥栽培，恢復自然活力，可得需要一番艱苦奮鬥。人類何嘗不是如此？

養育孩子也好，照顧家人也好，完全不需要大量藥物、抗菌消毒手段，以及排山倒海的焦慮不安、多餘操心。

「想幫孩子減少用藥……」相信這是許多家長的心聲。

我自己就是其中之一。

「但是，該怎麼做才好呢？」

本書要把最實用的自然療法介紹給讀者，讓大家都能夠將自然療法運用在日常生活中，把日子過得輕鬆自在，其中特別值得一提的，是德國修女聖賀德佳①的自然療法。她善用身邊隨手可得的本草、礦石、生物等材料，達到療癒病痛的功效，而且無一不是簡便易行的方法。

其他還有德國傳統的居家生活智慧（自然治療）、香氛治療、同類療法②等，讀者們請斟酌自己的身心需要和生活型態，自由擷取，盡情享用。

①賀德佳•馮•賓根（Hildegard von Bingen，一〇九八年至一一七九年），人稱「萊茵河的女先知」，中世紀德國神學家、作曲家及作家、女修道院院長、修院領袖，同時也是哲學家、科學家、醫師、語言學家、社會活動家及博物學家，後世封為天主教聖人、教會聖師。近代德國曾掀起一波「賀德佳熱」，踴躍投入賀德佳研究，其著作《自然界》（Physica）及《病因與療法》（Causae et Curae），對自然史及自然物的療效均有探討，被合稱為《自然奇妙百用之書》（Liber subtilatum）。

②同類療法（Homeopathy）又稱順勢療法，為一種替代療法，一七九六年由山繆•赫尼曼（Samuel Hahnemann）按其「以同治同」理論所創立。他主張，某物質若是在健康的人身上引發病症，那麼將此物質稀釋震盪處理後，就能治療該病症。（詳見本書一八三頁）

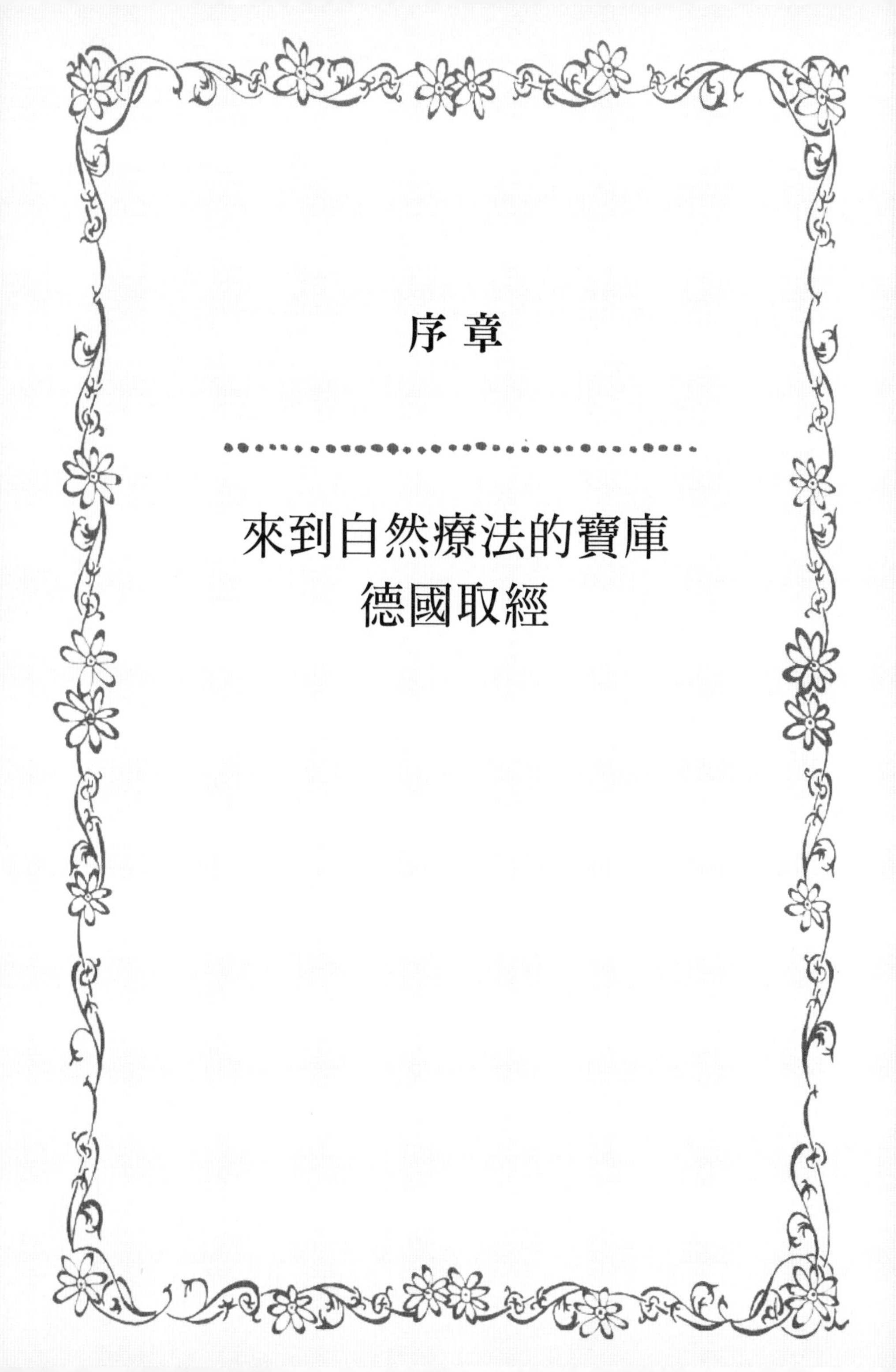

序章

來到自然療法的寶庫
德國取經

邂逅自然療法

一、與自然療法的機緣

我對自然療法萌生好奇，都要「歸功」於小兒子的多病「居中牽線」。小兒子打從一出娘胎，就三天兩頭發燒，身體也日漸虛弱。當年對自然療法一無所知的我，每天總是奔波在帶寶寶往返於醫院看病的路途上。

那一年，舍弟在峇里島舉行婚禮，襁褓中的小兒子隨我們去到峇里島以後就高燒不退，抗生素治療完全無效。束手無策之下，經朋友介紹，找到一位美國籍的女性自然療法醫師。

這位醫師從孩子腹瀉、發燒等症狀、正值長牙期，以及觀察到他儘管嚎啕大哭，但只要大人抱他，就會安靜下來的情緒表現，開給孩子一顆同類療法的小糖球（譯按，也就是同類療法的製劑，意義如同西醫的藥丸），和滋補調養的中藥處方，告訴我們說：「孩子明天應該就會沒事。」看診結束，我們只得返回下榻的飯店。

我和外子都認為這個赤腳大夫是騙人的，但事已至此，儘管萬分無奈，也只能按照吩咐，讓小兒子服下這顆小糖球。

不可思議的事情發生了！第二天早上，孩子的病症完全消失，一切彷彿只是昨夜的一場惡夢般，小傢伙像從未發生過任何事，笑嘻嘻地朝我們奮力爬過來。

這位峇里島的自然療法醫師提醒我，孩子出生後與母親聚少離多，是他病弱的原因之一，還提醒我要留意小兒預防接種，因為現代的預防接種對某些孩子來說必須特別慎重為之。

然而，回到日本以後，我又再度投入忙碌的日常，雖然惦記著自然療法的事，卻不知如何付諸具體作為。

這回，小兒子接受三合一預防接種以後，立刻出現異樣，而且病情急轉直下，必須緊急住院。醫生遲遲找不出病因，眼看著幼小的孩子躺在氧氣帳裡，眼神空洞，氣若游絲，本應該是活蹦亂跳、靜不下來的年紀，身體卻逐漸不再動彈。

最後，醫生終於診斷是罹患了川崎氏症，經過現代醫學的治療，挽救了小兒子一命，所以我仍然十分感激現代醫學的救子之恩。

然而，不可否認的，在得知孩子罹患川崎氏症時，我醒悟到：「這孩子如果繼續依賴現代醫學和藥物，只怕會病得越來越厲害，終究小命不保……」為人母的直覺，讓我決定聽從自己內在的聲音，開始走向自然療法。

川崎氏症至今仍被視為原因不明的疾病，因為無法鎖定病因，也就無從去除病因。我認為，博採現代醫學與自然療法兩方所長，會是面對川崎氏症的最佳策略。

我開始學習曾經在峇里島解救了小兒子的同類療法，並且取得認證執照。不但如此，又踴躍參加各種治療課程和療癒營，認識了許多志同道合的朋友，甚至還將日本自古代代相傳的「阿嬤的智慧」，應用在日常的育兒。就在學習自然療法的過程中，我深刻感受到自己過去把太多「不必要的東西」，加諸在孩子身上。

為人父母真正應該做的，其實是信任孩子本身擁有的能力，並且學會如何運用自然的方法，從旁協助孩子。時下的父母認為理所當然的事，比方說，宛如比賽蓋印章似的預防接種、大量的藥物使用、超載的擔憂不安……這些我也曾深信不疑，和多數父母一樣，以為「這樣做才是對的」，但事實並非如此。我深自反省，自己以前的「走火入魔」，真不知已加諸孩子身心多少難以承受的負荷……

日後，我又在德國自然療法講座上，結識了採用自然療法為人治病的女醫師。這位醫師的孩子，在接受預防接種以後，罹患小兒癌症，後來是在化學治療下，才倖免於死神的召喚。

這位醫師雖然無從得知孩子罹癌，是否和預防接種有因果關係，當然也無法加以證明，但是她此後開始減少使用現代醫學藥物，目前更只用自然療法來照顧孩子。

對於上門求治的患者，她的診療與處方也是以同類療法、花精療法①、芳香本草等的自然療法為主。

---

① The Bach Flower Remedies，又稱「巴赫花精療法」，由英國的愛德華•巴赫醫師（Dr. Edward Bach，一八八六至一九三六）於一九三〇年代創立的一套情緒治療系統。由三十八種植物與花卉提煉製成的花精，有各自的震盪頻率，對應不同情緒磁場的頻譜，能降低人體的負面情緒強度，幫助恢復能量平衡狀態。

我問這位受現代醫學養成訓練的女醫師，為什麼寧願選擇自然療法為人治病呢？她明快的回答我說：「這是理所當然的事。所謂治療（heil）又不是現代醫學的專利，我當醫生是為了操作治療技術，只要能夠『治療疾病』，任何方法都值得一試。」這位女醫師不自圓於現代醫學的框架，堅持守住「治療」的根本價值，一心求真的專業態度，令我感佩不已。

在德國，由醫師公會主辦、專為醫師所開設的自然療法講座多不勝數。使用替代療法、自然療法的醫師也很常見。小兒子在德國腹痛住院時，即便住的是市立醫院，醫生也完全不給藥，只讓孩子服用同類療法的小糖球，加以留院觀察，直到孩子康復為止。

德國的健康保險體制與日本稍有不同，有鑑於國民需求度高，部分保險願意給付自然療法的醫療支出，這是因為全人（Holistic）醫療更能夠符合多數人的期待。

在日本，我們也欣然見到越來越多採用自然療法治病的醫生。

孩子有病痛，不使用藥物並不會造成危害。而即便目前是體弱多病的藥罐子，依然能夠漸進式的減少用藥依賴。久治難癒的棘手病灶，其實是來自父母焦慮擔憂的情緒，影響了孩子的自我痊癒力。愛之適足以害之，父母用平常心養育孩子便足矣！

當我逐漸認識人體的奧妙，體認到大自然的意旨，小兒子也如同破繭化蝶般，日漸活潑健康。

二、我們的生命可以回歸輕鬆自在

這期間，我自己也經歷了莫大的身心變化。

家母是一位醫療工作者，所以我從小以為使用大量藥物「有益身體健康」，是在「做對的事」，就像吃飯睡覺一樣理所當然不過。我雖然並未罹患先天宿疾，但是從十多歲起就有慢性貧血、過敏性鼻炎、消化功能不良，甚至罹患胃潰瘍。生產時，又經歷大出血，在鬼門關前走了一遭。產後深受肥胖、原因不明高血壓、慢性腸胃炎、反覆膀胱炎等病痛折磨。

這一切症狀，後來都在誠實的自我面對以後，完全治癒了。原來，同類療法等的自然療法，不僅可以治療肉體病痛，用來療癒心靈一樣有效。

我曾經對小兒子的體弱多病感到很自責，但是現在的我已經從心痛不捨和恐懼不安的情緒裡走出來，得到完全的釋放，活得輕鬆自在。

我想要透過本書的分享，提醒大家覺察近在身邊的大自然力量。說得極端一點，就是不要被「醫療」、「療法」的說詞要弄而六神無主。親近大自然的生活，既輕鬆又簡單！無論是孩子或父母本人，都將因為回歸自然，變得活力而健康。只要調整觀點，改變自己，世界也會跟著你改變，然後你會發現，幸福的種子近在腳前。

心靈也好，肉體也好，但願所有的人都可以活得更自在、更貼近自然。

我把受到許多同好支持的「無藥物」自然療法，用來照顧自己的孩子，原本體質孱弱的小兒子，如今成了全家精力最旺盛的調皮搗蛋鬼。

二〇一二年，我們一家告別了生活十年之久的神戶，定居外子的故鄉德國。現在，我就在自然療法發源地的德國，一面教授同類療法與自然療法的烹調、芳香本草應用，一面充實自己的自然療法知識。

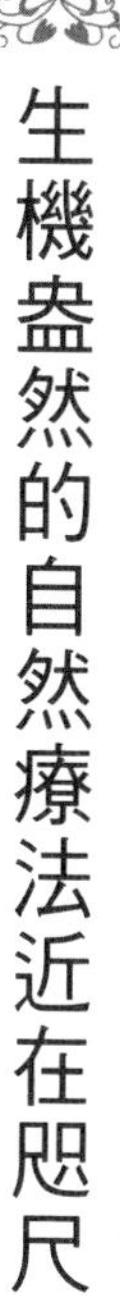

生機盎然的自然療法近在咫尺

一、自然療法提供隨手可得的照顧

孩子發燒總是讓父母憂心忡忡，初為人母的新手媽媽更是急如熱鍋上的螞蟻。

這時該怎麼辦才好呢？需要給孩子吃藥嗎？

在日本，從醫院領回一堆醫師的處方藥，可說是稀鬆平常的事。我在學習自然療法以前，孩子感冒看醫生，往往會拿到七種處方藥。儘管不喜歡給孩子吃藥，但是又不懂其他更高明的辦法，只好乖乖讓孩子服用。

但是在德國，帶孩子上小兒科看病，醫生會慎重的完成種種檢查，卻幾乎不給藥。醫生的診斷結果，多半認為這是孩子成長過程中的正常現象，或是並未檢出危險病菌，只需要安靜休息即可痊癒。

我家附近的家醫科醫師，也採用自然療法為患者治病。他的診所招牌上，羅列了十多種自然療法。它們可不是診所自己隨便寫上去的，這些自然療法都有醫師公會開辦的課程，唯有修畢完整課程的醫師，才可以將自然療法正式寫在診所看板，或公開做廣告。

德國醫療立足於現代醫學的基礎上，又同時兼具自然療法的視野。我佩服他們能夠依循大自然的規律，用心面對孩子，誠實面對身心靈。

肉體疲憊、染患疾病，這是身體在進行自我清理，或是傳達重要訊息。如果發生在孩子身上，這是為了打造健康肉體所必要的「解毒與淨化」，如果發生在大人身上，這或許是在提醒我們「偶爾也該休息一下」。理解生理運作的原理，明白健康有恙的真正意義，我們就不會如此害怕疾病。無論是孩子，或是大人自己，感冒發燒、遭逢病痛，身體都有足夠的內在力量克服難關。這樣的經驗是很重要的身心資糧，協助我們日後得以屹立於社會。累積克服病痛的「成功體驗」，是為養成堅強、健康的身心打基礎。

尤其是孩子生病的時候，有了媽媽「小小的協助」，就可以在家自行休養。而即便是非得服藥不可的孩子，結合自然療法的輔助，也能夠漸進式減少藥量的使用。

當身心需要「小小的協助」時，大自然早已為我們備好了「療癒」的資材。曾經是修道院院長的聖賀德佳，人稱「本草學之母」。在中世紀的修道院裡，她不過是擷取自然界裡的花草樹木和礦石，就能夠維護人們的身心健康。時至今日，在她的著作中登場的本草，仍然療癒著許多現代人。

所謂「自然療法」，是近在身邊的療癒工具，也是自古代代相傳的「阿嬤的智慧」。簡單、安全、誰都可以使用，「不傷荷包」也是一大利多。無論身處任何時代，人們都可以向無窮的大自然借用療癒的力量。過去不比現在，由於醫藥不發達，也沒有各式便利的工具，一切都必須取之於大自然。讓我們很快的回顧這一段進化過程：

地球誕生，海洋孕育生命，經過漫長的悠悠歲月，人類篳路藍縷，終於進化過來。太古時代，人類身為大自然的一份子，過著採集花草果實、四處打獵維生的日子，無意間發現了本草與礦物可以應用於自我治療。

說是自然療法，內容其實包羅萬象，芳香本草（Physica）、香氛（Causae et Curae）、同類療法、花精療法、指壓按摩等，都歸屬於自然療法的一環。它們最初皆源於大自然，也等同是我們內在的一部分。因此，當我們接觸到自然的療癒時，內在與生俱來的力量就會覺醒過來。

你能想像現在有多少人過著日夜操勞的、人工化的、遠離大自然的生活嗎？因為貪圖便利，我們付出了哪些代價？是否因此迷失、遺落了什麼？無論你居住在哪一座城市，面臨何種境況，都請儘管放心，透過自然療法，不管何時都能夠接收到大自然的療癒力。

二、生活在大自然以及民間故事裡的德國日常

德國的一年四季都有民俗節慶，大人小孩無人可以自外於這些集體總動員。有的活動熱鬧歡騰，有的十分莊嚴肅穆，而家家戶戶也各自有配合這些民俗節慶的專屬餐點和家庭儀式。歐洲的許多慶典節日，都源自教會活動，而且多半與固有的原住民文化相連結。它們最初都發源於自然信仰，多數又與本草有關。

年度的節慶活動，其實別具意義。人們透過這些集體活動，一同唱歌跳舞、男女老幼彼此互動，透過身體力行，從中學習生活經驗、自我節制、男女關係、

生命智慧、作物的播種和收成，還有本草的應用知識等。在德國生活，人們會自然而然感受到生命往復循環的韻律節奏。

讀書識字在過去的年代為特權階級所獨享，這些智者（有學識的人）肩負著傳承先人「生活智慧」的社會責任，他們透過四季的節日慶典、故事、聖經、民間傳說、童話等途徑，用淺顯易懂的方式，讓先人的生活智慧深入人心。就連我們從小耳熟能詳的童話故事，也隱藏著深刻意涵。當然，日本的童話故事背後同樣訴說著弦外之音。

所謂自然療法，隨著這些故事口耳相傳，織就了民族的智慧。人稱魔女（女巫）的女性們，也成為本草、星象、大自然療癒力等智慧的擁有者。

三、中世紀的女超人：聖賀德佳

賀德佳・馮・賓根（一〇九八年至一一七九年），是一位對本草學貢獻卓著的女性，其影響不僅止於德國，而是遍及全歐洲。身為修女，又是德國本草學之母、神祕學家、歐洲第一位女醫師、人稱「healer」（醫治者）的歐洲最偉大女智者，名聲遍及西方世界，可說是家喻戶曉。在德國，只要學習自然療法，必定得認識賀德佳的大名，就連小朋友的繪本，也畫著她的傳奇事蹟。

在賀德佳離開人世九百年後的二〇一二年，梵諦岡天主教廷冊封其為「教會博士」②，以表彰她在聖人中特出的知識與教養。

聖賀德佳出身貴族，排行家中的第十個孩子。雖然自幼體弱多病，卻擁有不可思議的神視靈力，會在燦爛奪目的金色光芒中見到種種神諭，甚至能夠預言。她一直極力隱瞞自己的特殊能力，直到四十一歲受命成為修道院的院長時，天主降下使命，要她將自己的神視所見記錄成文字。這些記述後來成為《當知之道》（Scivias）一書，連當時的教皇都曾過目。在男性主宰一切的歐洲黑暗時代（也是獵殺女巫如火如荼的時代），「一介女流」竟能夠得到教廷允其執筆著書的正式許可，殊為不易。只能說，這都要歸功於聖賀德佳所記述「天主的話語」乃千真萬確的事實。

在歐洲，無論小村莊還是大都市，地理上的中心位置幾乎都設有廣場，行政中心和教會就蓋在廣場邊。教會是連結神與人的神聖場所，也是人們心靈的寄託。聖賀德佳所處的十一至十二世紀，只有特權階級生病才能夠看醫生，修道院和教會既是祈禱的場所，也是人們商討政策的會議堂，又兼具避難所、治療所的功能。

身為修女的聖賀德佳，留下許多用自然療法治好各種病痛的記錄。其著作《自然界》（Physica），寫下種種本草、礦石的使用方法與疾病形成的原因，其中還有諸多獨一無二的治療手法。

聖賀德佳療法強調身心合一的治療，完全體現全人醫療的精神。她的另一本著作《病因與療法》（Causae et curae），對於「精神狀態引發的症狀」、「心理狀態與疾病」都有精闢描述，也說明如何使用礦石或本草治療這些症狀。

聖賀德佳的自然療法價值，早已毋庸置疑，值得注意的是，她對生活態度的主張，至今仍備受矚目。她會給予人建言，雖然身處階級社會，可是她正直的建言不因對象是王公貴族還是販夫走卒而有分別。儘管自己也是病弱之軀，她仍勉力為非貴族出身的女性設立修道院。在男性中心的中世紀歐洲，如此作為竟能獲得認可，又是一則令人嘖嘖稱奇的特例。不但如此，她還被委以掌管

②教會博士 Doctor of the Church，又稱「教會聖師」，是天主教會頒給在神學或教義發展上有卓越成就的學者及聖人的頭銜。

六十多所教會的管理職務，可見其「超級女主管」的手腕絕非等閒。從她大量記載的治療手法中，我們也見識到這位治療師對療癒工作的全心投入和敏銳觀察力，同時窺見她譜曲寫詩的才華，和女性感性的一面。

然而，對許多人來說，聖賀德佳的「真性情」或許更具有人格魅力。她有時為了伸張正義，有時則是為了自己，留下許多或嗔怒或哀嘆的故事。聖賀德佳並非高不可攀的「聖人」，而是如同你我的血肉之軀，同樣身為女性，她忠於自己的生活態度激起現代女性的共鳴，讓我也不由得渴望「若能見上她一面該多好」！我認為，善用並實踐聖賀德佳為我們留下的寶貴智慧，會是她所樂見。

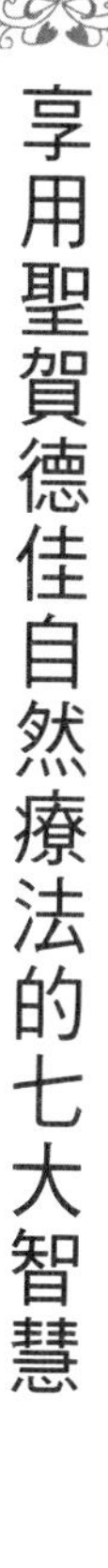

享用聖賀德佳自然療法的七大智慧

要在家中實踐修女聖賀德佳的自然療法，有「七大智慧」不可不知。

其實，這七大智慧不分古今東西，不只是歐洲，甚至在日本，都是自古流傳下來的共通智慧，令人著實感到不可思議。

一、水土火風四大元素與人體的關係

根據聖賀德佳的說法，宇宙萬物都是水、土、火、風（空氣）四大元素相互協調組成。這四大元素也存在人類、動物、植物等所有生命體。以人體為例，血液是「水」的表現，肌肉是「土」的表現、體溫是「火」的表現，呼吸是「風」的表現。四大元素互為影響，也相互協調。個體自成一個內在世界（宇宙），又與外界的地球、宇宙相互呼應、彼此連結。

四大元素的協調失去平衡，疾病便由此產生，如同地球遭到污染，或發生悲慘不幸，我們的身體也會受到污染，遭逢悲慘不幸。

以人體來說，火推動「視力」，風（空氣）推動「聽力」，水推動「流動性」，土推動「步行力」，四大要素在相互取得協調的過程中，同時療癒了疾病。我們可以在每天的生活裡，有意識的擷取來自地球四大元素的能量，做為自己內在宇宙的身心靈之用。

水元素

在澡盆裡好整以暇的泡個熱水澡，總是讓人感到無比幸福。德國有許多湖泊，每到夏天，男女老幼在湖裡游泳、划獨木舟，玩得不亦樂乎。人體的六〇至六十五%是水，沒有水，人斷難活命。地球最初的生命誕生自海洋。出身德國的歐洲水療之父塞巴斯蒂安・克奈圃（Sebastian Kneipp，一八二一年至一八九七），向世人證明了水的療癒力量。不但如此，水還是執掌淨化與沉穩的元素。日本人說「放水流」（譯按：意味就此一筆勾銷，既往不咎），無意間已經道出了水能夠淨化「邪氣」的力量。

在生活中感受水元素：我們每天飲用的水，要盡量攝取湧泉這類品質良好的水。早晨起床後飲用的第一杯水，具有淨化身體、洗去代謝廢物的作用。

來到德國生活以後，才深刻感受日本真是水元素豐沛的國家。請大家多多泡澡，親近海洋、河川，汲取水元素的能量。

土元素

大地是孕育生命的力量，用雙腳踏踏實實踩在泥土上，可汲取土元素的能量。接觸泥土讓我們感受到大地沉穩的力量，也是與地球直接連結。

在生活中感受土元素：請為自己挪出一點時間蒔花養草、郊外踏青、漫步山徑、採摘野花或本草，去感受綠色的活力、生命的能量（**Viriditas**）。**Viriditas**是聖賀德佳十分愛用的一個拉丁字，意謂「綠色的力量」、「生命力」、「再生力」。

只要有機會，請帶著孩子一起在滿地的落葉或是土地上翻滾，去感受地面的溫度、頭頂上的無垠藍天和鬱鬱蔥蔥的樹林，這些都能帶給人無比舒爽的好心情。本草和食物全是從大地的能量孕育而生，攝取這些植物，也是在攝取來自土元素的能量。

火元素

火元素存在我們的肉體中。火象徵改變的力量，行動力便是來自火元素。聖賀德佳還說，火元素等同於人類五感的能力。

在生活中感受火元素：以前的日本人家裡都有爐灶、燈籠這些使用火的工具，火是生活中不可或缺的元素，孩子如果從小接觸火，自然能夠體會火的力量。德國多數家庭都有暖爐，在寒冬中取暖，就可以充分感受善用火元素帶來的好處。孩童都有趨近火的本能，為了製造更多接觸明火的機會，我家會在吃飯的時候點蠟燭。野外的營火或是篝火、放煙火等，也可以讓人們親近火的力量。

風（空氣）元素

風（空氣）元素象徵肉體與精神的自由空間。日本人常說「小孩是風之子」，孩童原本就喜歡在戶外無拘無束地遊玩。人類本能上需求充滿新鮮空氣的自由空間。

在生活中感受風（空氣）元素：打開窗戶，把新鮮空氣引進屋子裡；走出戶外，沐浴在陽光下，讓身體吹吹風；到山林原野中，呼吸清新的空氣與植物的芬芳；置身在可以盡情伸展肢體的遼闊空間，這些都是汲取風元素的好方法。

玩泥巴、草地嬉戲、曬太陽、放風箏、放煙火、升營火、呼吸戶外新鮮空氣、烤番薯、烤肉、泛舟……小孩子熱衷的這些玩樂，全都連結四大元素。「玩樂」之中其實蘊含著生命的初始力量。

二、家是靜心與光明庇護的所在

府上可否能讓家人享有片刻靜心的時光？聖賀德佳當年所在的修道院，位於種植葡萄的山丘上，可以眺望德國萊茵河，時至今日，修女們仍然在此持守天主的戒律，過著清靜的修道生活。修道院的教堂開放外界參觀，訪客一腳跨入教堂內，立刻感受莊嚴神聖的氣氛，心靈霎時沉靜下來。

現代社會樣樣講求速度，步調快得令人眼花撩亂，環境中更充斥各種聲音。偶爾請關掉家裡的電視、收音機，讓家人享受寧靜的氛圍。

家是靈魂休憩的居所，不只是孩子需要靜心，對大人來說，家的靜心功能一樣重要。「祈禱時間」是我們靜心的最佳時刻。我所謂的「祈禱」，是指心中想著所愛的人，祈求大家平安，並感恩值得感謝的一切。當家中有人生病時，儘管心情沉重，也要祈禱病人趕緊好起來。

家是靜心與光明的所在，縱使在外面受到委屈，遭遇痛苦，回到家裡，就彷彿回到安全的避風港，可以讓人歇一口氣。別忘了，經營溫暖的家，就是在家人心中點亮一盞明燈。

三、斷食與排毒讓身心休養生息

聖賀德佳主張，「肉體的淨化與排毒成就健康」。她施行的療法當中也出現斷食記錄，現代的修道院生活同樣採取斷食法。

德國每到二月，熱熱鬧鬧過完「Carnival」（謝肉祭）③之後，會在復活節四十天前的「灰色星期三」開始進入斷食期，大家不吃肉，用以淨化身心，為迎接復活節做準備。

「Carnival」一詞源自拉丁語 **carne vale**（告別肉類），德語則稱之為「**Fasten**

Nacht」（斷食的前一夜）。

德國人普遍將為期四十天的斷食期，視為「節制與慈善的時期」。所謂「節制」，就飲食方面來說，並非完全不吃，而是從節制「嗜好品④」做起。例如，節制對巧克力、咖啡、香菸、酒精等的使用，飲食盡量以清淡的蔬食為主。而「慈善」，則是量力捐款、親切對待有困難的人、不口出惡言等，盡所能的在日常施行小善。

迎接復活節到來的春天，也是臉上容易起疹子、健康出狀況、渾身不對勁的季節。就連情緒也跟多變的天氣一樣陰晴不定，乎悲乎喜，大起大落。會感到

③也翻譯為「嘉年華」、「狂歡節」，天主教和東正教信徒的民間活動，是為期三至七天的重要節慶，猶如街頭派對，人們會妝扮一番，遊街狂歡，但是教會方面並無慶祝儀式。活動內容視各國風俗而不同，主要慶典集中於二、三月，通常會在大齋期的首日前結束。

④不以攝取營養為目的，而是為滿足個人愉悅的感受所使用，能給予嗅覺、味覺和視覺快感。酒、茶、咖啡和香煙，是世界四大嗜好品，清涼飲料、甜點也歸類於嗜好品。

失落沮喪、憤怒、悲傷，本是人類與生俱來的反應，如同花草樹木到了春天要冒出新芽一樣，平日壓抑的內在感受和情緒，也會在此時冒出頭，所以大可不必為了情緒波動感到焦慮。請誠實面對自己的感受，比照淨化肉體那般，正視問題的根源，才可能徹底解決困難。

稍後在第一章〈春天的飲食〉（請參照第八八頁），將會介紹簡易的斷食法，讀者們不妨參考。

四、善用蔬菜與芳香本草

我們每天都要依賴飲食維生，對成長期的孩子來說，飲食既是餵養肉體所需，也是孕育健康的精神與靈魂十分重要的資糧。吃好的食物不須加工，就能夠充分品嘗鮮美滋味。盡量避免吃速食與加工食品，多利用蔬菜與芳香本草豐富餐桌。聖賀德佳認為，「攝取有害健康的不必要食物，是在污染血液」。對於如何透過飲食，治療和預防疾病，她也提出許多建言：

- 夏季應避免吃過熱或過冷的食物，食量不宜多。

- 天寒地凍的冬季，增加食量有益健康，也可以增胖。
- 沉浸在悲傷情緒裡的人，為了早日恢復元氣，不被哀傷擊倒，必須好好吃飯，用心攝取合宜的食物。
- 應避免水分攝取不足，或過度攝取水分。

五、確保品質良好的睡眠

聖賀德佳說，「睡眠不僅是肉體所需，透過睡眠，神魂還能增長人的知識與智慧，令生命充滿喜悅。」人智學教育創始人魯道夫・史代納博士⑤（Dr. Rudolf Steiner）也說，人在入睡時，靈魂回歸於天界歇息。無論身心都不能沒有睡眠的調節，腦科學也證實，人在睡眠當中，大腦會整理一天獲取的龐大資訊，建構想像力與生命智慧。

⑤一八六一至一九二五年，出身奧地利的近代著名哲學家、靈性科學家、社會改革者、教育家。為人熟知的華德福教育就是源自於他所建立的人智學。

想擁有一夜好眠，就寢前不要去刺激大腦，以免精神亢奮睡不安穩。睡前一小時避免使用含咖啡因的食物，並遠離電視、電腦螢幕。天然的「安眠荷爾蒙」褪黑激素，必須在人體置身黑暗中才會分泌。而褪黑激素對於促進孩童身心發育尤其重要。

寢具要勤於曝曬大太陽，以利淨化與消毒。至少每三個星期徹底清洗床單、被套一次。鑽進大太陽曝曬後、滿是陽光氣息的被窩睡覺，是最奢華的享受。

早晨沐浴在陽光下，會促進血清素（Serotonin）分泌，溫和切換腦部的活動模式。血清素又稱「幸福荷爾蒙」，為我們帶來平和的心境與安全感。

血清素也是製造「安眠荷爾蒙」褪黑激素的原料，所以白天能否確實分泌血清素，關係著夜晚的睡眠品質。讓孩子在太陽下嬉戲，白天盡情活動肢體，大人自己騎自行車上班，或是提前一站下車，多走一段路，製造各種戶外運動的機會，多接觸日光，都是可行的方法。

夜晚就寢前是一天當中的神聖時間，關掉燈光，輕聲聊聊今天發生的事，或是講故事給孩子聽，為孩子營造安心入眠的環境。萬一無法安穩地進入夢鄉，本書也提供定心、安眠的處方給大家參考（參照第七八頁、第一六九頁等）。

六、取得生活中的動靜平衡

聖賀德佳說，要在每天的生活中確保「靜」與「動」的平衡。說到修道院生活，一般人的印象以靜態居多，所以聖賀德佳十分重視修道院裡的各種活動，也就是「靜中有動」的時間。

日本有「晴れの日」與「褻の日」的分別。「晴れの日」是指特別的大日子，這天有重大活動或慶典，人們盛裝出席，以慎重其事的態度參與活動，並享用豐盛的當季料理；「褻の日」與「晴れの日」正好相反，是指平淡無奇的日常，吃的是青蔬米穀的粗食。正因為日常生活太平淡，所以每到特別的大日子，人們歡欣鼓舞大肆慶祝，自然而然湧現感恩天地之心。

現代社會的飲食生活，對以前的人來說，簡直有如天天在過年，如果是聖賀德佳的年代，那可是王公貴族才有的奢華享宴。

以東方哲學的觀點而言，取得生活中「動」與「靜」的平衡，就是取得「陰」與「陽」的平衡。「陰」絕對不帶有負面的意涵，它象徵著平靜、沉穩。沒有「陰」就不會有「陽」，沒有「靜」，就不會有「動」。平日過著簡樸生活，在「靜」中感受平淡的幸福，常懷感恩，這是美好的福分。

七、水土火風四種體液與世界的連結

聖賀德佳的自然療法，根植於「四體液學說」。這一學說最初發源自古希臘的恩培多克勒斯（Empedocles），經過希波克拉提斯（Hippocrates）和出身帕加馬的蓋倫（Claudius Galen）等人加以擴充發展，成為體液病理學的醫學思想。

「四體液學說」將水、土、火、風（空氣）這四大基礎元素與人體結合，按照人體內不同「體液」的比例多寡，區分為「血液（多血質）」、「黃膽汁（膽汁質）」、「黑膽汁（憂鬱質）」、「黏液（黏液質）」四大氣質類型（請參照第六二頁，本單元最後所附表格）。

誠如「第四七頁」所言，四大元素失去平衡，人類和地球都會生病。只要元素彼此之間的作用重新恢復平衡，自我療癒力會自動發揮作用，機體得以恢復健康狀態。體液平衡的條件因人而異，並且隨著年齡和季節變化多端。只要理解「人是善變的機體」，就不難明白其中的道理。

人人都有與生俱來的體液質（以及四種體液的比例分配），從體格與性格特徵可以推測個人的體液質，予以適當照顧。

我們家族成員四人，正好分屬於四種氣質的體液質，所以四個人適用不同的保養照顧方法，完全量身訂作，不容含糊。對某些經驗老到的治療師來說，只要把握求治者的體液質類型，就可以釐清治療方向。

在聖賀德佳著作中登場的本草和食物，全部標註了溫、涼、濕、燥的特性，因為體液失去平衡而生病時，只要補充不足的性質，即可重新取得體液平衡。

八、如何善用自然療法

「這樣做才對」、「不可以那樣做」……想在家中實踐自然療法的人，可能會面臨資訊過多，而無所適從的困擾，身邊的人還會不時鬧意見，和你唱反調。我就曾為此苦惱不已。

這時，一位德國自然療法師的話解救了我。他說：

「在上帝的花園裡，所有的花兒都美麗綻放。」

德國許多古老的修道院裡，至今還保留著種植芳香本草的庭院。這些香草植物各有特色，僅只是在一旁欣賞，都感到樂趣無窮。無論是現代醫學還是自然療法，所有的治療方法都有其存在意義，所以不必執著於非誰不可的對錯之爭，就像每個人有各自的見解，「多樣化」也是世界所必要。

中醫學、阿育吠陀、氣功、整復，各式各樣的傳統療法超越國界，廣泛流傳於全世界。而在聖賀德佳的時代所沒有的新式療法，例如香氛治療、同類療法等，也不斷推陳出新。有些療法家堅持一門專精，只用單一療法為人治療；有的療法家則偏好博採眾家之長。總之，條條大路通療癒，沒必要在對錯高下之間爭個水落石出。你所需要的，自己會上門來找你。

自然療法也是講緣分的，請尋求與自己和家人投緣的療法。當你直覺感應到「就是它了！」「這方法有意思！」「好想多知道一些！」這可能就是你所需要的。自然療法有無窮的可能性，全看你如何選擇。

你可以單獨使用，也可以多重搭配，以筆者為例，我自己會視狀況需要，多方運用芳香本草、同類療法、天然泥膜治療（clay therapy）、花精療法、香氛療法等多種治療方法。

居家的自然療法和照護，宛如是修道院裡種植芳香本草的小花園。你一手打造的小小花園，會幫你把幸福的種子散播到世界各角落。

就如同世間有五花八門的療法，大家看待事物的觀點也是言人人殊。不要向人強迫推銷自己的價值觀，有時候，相互調和可能是最佳良藥。如同守護心愛的小花園一樣，守護全家出入平安、感情和睦、生活平順，比什麼都重要，這才是自然療法的出發點。

More

四種體液質自我診斷：你是哪一種氣質？

「四體液學說」最早出自古希臘的希波克拉提斯等人所提倡的全人概念。人體內有四種體液，在交互作用下構成一個人的氣質表現，正好與構成宇宙的四大元素相呼應。我們的身、心、靈與地球的季節、宇宙的活動其實有著緊密連結。聖賀德佳的自然療法也是以「四體液學說」為基礎，善用芳香本草與礦石等，重新取得四種體液的平衡，恢復身心健康。

關於四種體液的氣質表現，聖賀德佳舉例說明，「風」元素的人，氣質表現也如同風一般輕快、善變，個性比較天真，情緒好似春天變化多端，相對上比較容易罹患心臟方面疾病。

那麼，你是哪一種氣質的人呢？

多血質（風〔空氣〕）

【正面特質】快活、開朗、好奇心旺盛、活力充沛、愛搞笑

【負面特質】神經質、歇斯底里、異常敏感

【外型】纖瘦、修長、模特兒身材、氣質優雅

鄉廣美型（譯按：日本偶像級男歌手、著名一代男神）

膽汁質（火）

【正面特質】充滿自信、積極、大膽

【負面特質】自我意識過剩、暴力、易怒、不討人喜歡

【外型】精壯結實、肌肉健美

西鄉隆勝型（譯按：日本江戶末期的武士、軍人、政治家）

憂鬱質（土）

【正面特質】條理井然、邏輯清楚、知識豐富、認真執著

【負面特質】頑固、悲觀、多愁善感、陰沉

【外型】瘦弱、駝背、病懨懨、弱不禁風

GACKT型（譯按：日本視覺系男歌手，外型帥氣，精通多國語言）

黏液質（水）

【正面特質】悠哉、沉穩、平和、體貼、謹慎

【負面特質】冷漠、優柔寡斷、態度曖昧不明、怕事、刻薄

【外型】肥軟、面色差、動作遲緩

蛭子能收型（譯按：日本著名漫畫家兼演員，畫風具有強烈個人風格）

◆四種體液質與其特性

元素	性質	季節	型態	體液	性質	年齡	時刻	臟器
風（空氣）	濕&溫	春	多血質	血液	天真	幼兒期	早晨	心臟
火	溫&乾	夏	膽汁質	黃膽汁	憤怒、聰敏	青年期	中午	肝臟
土	冷&乾	秋	憂鬱質	黑膽汁	謹慎、傲慢	成年期	下午	脾臟
水	冷&濕	冬	黏液質	黏液	怠惰	老年期	黃昏	腦

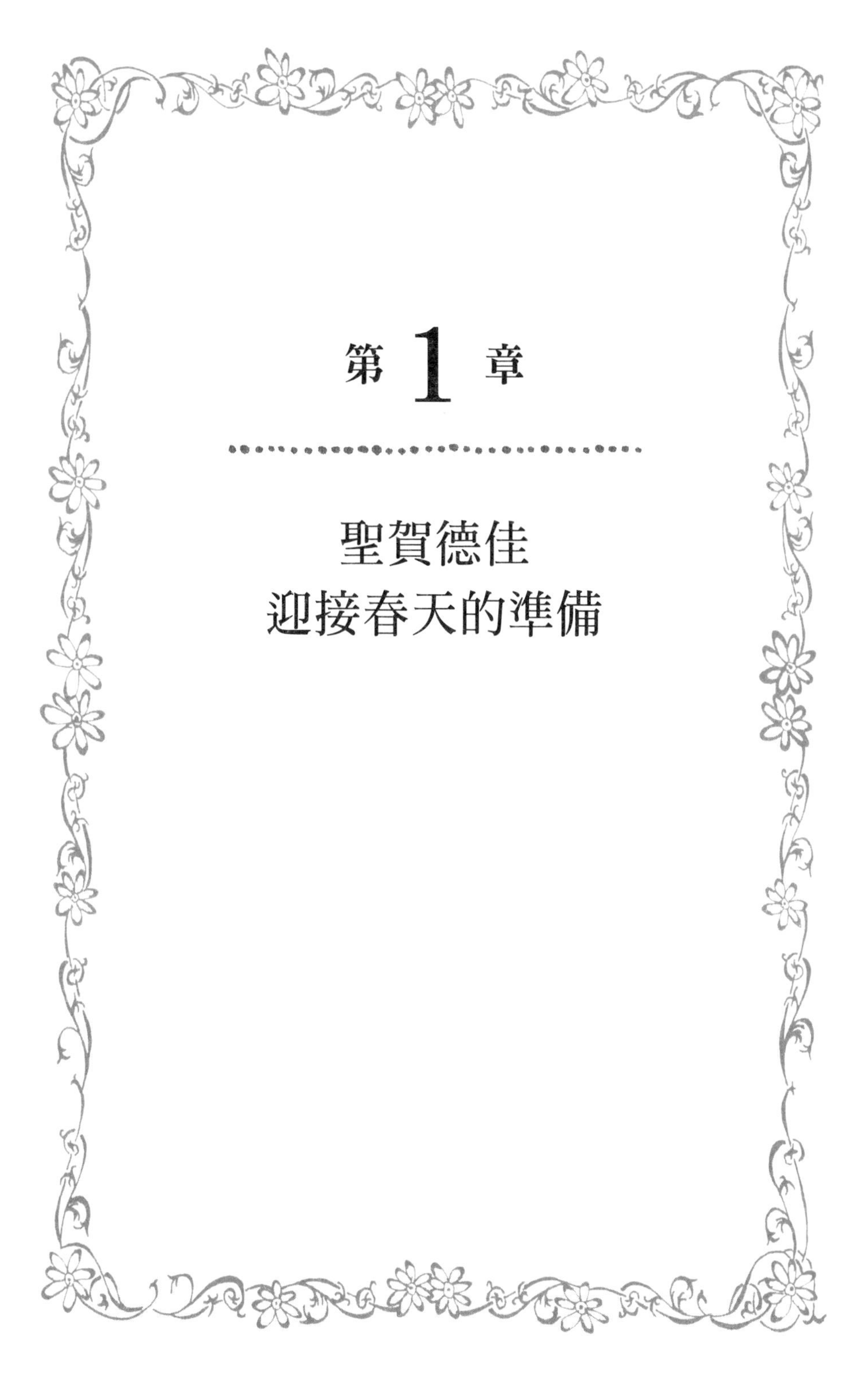

第 1 章

聖賀德佳
迎接春天的準備

春天的療癒

德國的春天姍姍來遲，率先報春的，是搶在融雪前冒出小嫩芽的番紅花（Crocus），和狀似戴著小白帽的可愛雪花蓮（Snow drop）。森林裡，種種跡象預示著春天的前兆。嫩綠色的新芽從睡眠中甦醒，開始盡情伸展，鳥兒啁啾相互應和，濕潤的空氣中開始瀰漫春天的氣息。

人體與地球的節奏一同呼吸，春天是萌芽的季節，我們的身心也呼應天地間的萌動，各種症狀紛紛冒出頭。這時候最適合進行斷食，將冬季囤積的代謝廢物掃除乾淨，內外清爽的迎接嶄新一年的開始，這是何等美好的排毒呢！

一、情緒浮動不安的春天

春天一到，不只是身體狀況不穩定，心情也浮躁起來。

春天是容易犯花粉症等過敏疾病的季節，此時進行排毒，不僅可以消除身體症狀引發的不快，也能夠調節身心平衡。

治療花粉症，首重改善飲食與生活習慣。自然療法認為，花粉症是一種慢性症狀，錯不在花粉，而是對自然界的花粉產生過度反應的人體。

人體的腸道環境與過敏症狀的發生有著密不可分的因果關係，特別是小朋友最明顯，許多孩子吃完糖果餅乾這些零食點心以後，花粉症等過敏症狀立刻加重。人體的消化道如同關東煮裡的竹輪一樣，是空空的管道，食物從嘴巴吃進來，經過食道、胃、腸、肛門，進行一連串消化吸收作用以後，將糟粕排出體外。體內的腸道與體表的皮膚其實是一體兩面，腸道環境惡劣，毒素排泄困難，會表現為皮膚的症狀。

整頓腸道環境最省時省力的捷徑，就是平日不依賴藥物的良好健康管理。在德國，小兒科醫師幾乎不給孩子吃抗生素，非到萬不得已，才會動用抗生素。讀者諸君把抗生素想像成是壞菌、好菌通殺的炸彈就對了。藥物只能當做最後的殺手鐧，在此之前，應盡可能調動身體的自我痊癒力，去擺平感冒等病痛。

二、春季常見症狀的自然療法

使用藥物前，不妨先嘗試自然療法的照顧。基本上，改變體質是一整年的長期任務，經年用心耕耘以後，來年的花粉症季節就會看到成果。而針對花粉症的眼睛癢、打噴嚏、流鼻水等春天特有症狀，以下的自然療法可協助緩解。

❶改善花粉症、過敏體質：香艾酒①

wormwood就是苦艾，聖賀德佳說，此本草「擁有強大能量，是治療所有疾病的最佳良藥」，服用「香艾酒」可強化肺部和胃腸健康。自製香艾酒放冰箱冷藏，大約能保存一個月。

【材料】苦艾粉：4大匙　紅酒：1瓶　蜂蜜：4至5大匙

【作法】將苦艾粉加入溫熱的紅酒中，攪拌均勻，加蜂蜜調味。

＊5月至10月間，每隔一天的早晨飲用1次。兒童每次飲用1小匙，成人飲用1大匙。

❷改善肌膚搔癢、過敏體質：薰蒸百里香

【作法】百里香（Thyme）全株，盡可能連根一同煮水。將百里香煮水滾沸倒入大臉盆中，臉盆上覆蓋大毛巾，以蒸氣薰蒸患部肌膚。

❸眼睛發癢：茴香水熱敷

【作法】茴香（Fennel）沖泡熱水，待涼以後，以茴香水沖洗眼睛。亦可用柔軟的棉布或呢絨、紗布等，吸飽熱茴香水來溫敷眼睛。

❹改善視力模糊、眼睛疲勞：香菫菜按摩油

花粉症引發眼睛搔癢，或是打電腦造成眼睛疲勞，可用香菫菜（Viola odorata）的浸泡油（infused oil）按摩眼睛。香菫菜花我見猶憐的風姿和淡雅的香氣，在歐洲歷史上，與玫瑰、百合並列為受人喜愛的三大花種。你可知香菫菜不僅用來觀賞，還是能夠治病的藥草？在猶有殘冬氣息的森林裡，香菫菜

---

①香艾酒（wormwood wine）又稱「蒿酒」，常被人誤以為是「苦艾酒」（Absinthe），但其實兩者並不相同。雖然都使用苦艾，但苦艾酒的基底是酒精濃高的烈酒，香艾酒的基底則是酒精濃度低的葡萄酒。

美麗的小花能撫平我們春天浮動的心緒，以及不穩定的身體狀態。

【材料】剛採摘的香菫菜鮮花：3大匙（或市售的乾燥香菫菜1大匙）
植物油（火麻仁油、葵花油等）：6大匙

【作法】①香菫菜鮮花放入瓶中，注入植物油至蓋過花瓣。
②靜置1星期，待植物油萃取出香菫菜的有效成分（即，香菫菜花瓣變色）。紗布過濾後，於夜間睡前取用，塗抹在太陽穴和眼睛四周，加以輕柔按摩。

❺滋潤乾燥肌膚：金盞花酊劑②

皮損搔癢的肌膚，就用金盞花（Calendula drench）酊劑來護理。金盞花含有微量類似阿斯匹靈作用的水楊酸成分，可以鎮定止痛。

【材料】金盞花：10克
酒精：100毫升（酒精濃度35%以上，例如穀物蒸餾酒、伏特加、燒酒等）

【工具】消毒後的玻璃瓶　紗布　保存用的遮光瓶

【作法】①金盞花置於消毒後的玻璃瓶裡，注入酒精。

②放在日照充足的場所大約1星期，每日搖晃瓶身數回。

③1星期後，酒精萃取出有效成分，用紗布過濾，儲存在遮光瓶中。

＊完成後的酊劑，存放在不受日光直射的陰涼處，可以保存1至2年。

＊可直接塗抹於肌膚，也可稀釋後做為化妝水使用（蒸餾水30至50毫升兌酊劑5至10毫升）。

＊可用於漱口水（1杯水滴入1至3滴）、泡澡劑（數滴），眼睛搔癢時，加水稀釋後洗眼睛（大約是1杯水滴入酊劑1滴的比例）。不僅做為外用，也可以內服（在飲料中加入數滴）。

＊金盞花以外，洋甘菊（肌膚乾燥、搔癢）、山金車花（出血、撞傷、瘀傷）、金絲桃（刀傷、凍瘡、手術疤痕）等，都可以做成酊劑使用。

---

②酊劑（tincture）是以酒精，也就是乙醇為溶劑，長時間浸泡植物或礦物等，萃取出其中的有效成分，所得到的液體。

❻保健視力：凝視百里香

對於視力衰退，聖賀德佳建議的處方是，「凝視綠色百里香，直到眼中因為噙滿淚水而濕潤」。這是借用芳香本草的綠色能量，解除眼睛的異常狀況。原始的正確用法，其實是凝視朝露濡濕的百里香，在清早澄淨的空氣中凝視綠色，也是餵食心靈的養分。

❼止鼻水：碧玉③（寶石）

【作法】將碧玉（Jasper）溫熱後，半插入鼻孔，以手包覆住，能夠通鼻，順暢呼吸。

＊聖賀德佳建議鼻涕極濃稠的人，手拿碧玉，對著碧玉吹氣。

三、春天的情緒照護

無論生在任何時代，人們對現實感到焦慮不安的心理並無二致。聖賀德佳為我們留下了安撫情緒的良方。

❶安撫春季浮躁的情緒：香菫菜蜂蜜酒

【材料】葡萄酒：200毫升　香菫菜鮮花：1大匙

甘草：1小匙　南薑（Galangal）：1小匙

蜂蜜：1大匙左右（視個人口味調整）

【作法】①將香菫菜鮮花、甘草、南薑、蜂蜜加入葡萄酒同煮。

②待涼後，用紗布過濾，放置冰箱冷藏庫或陰涼處保存。

*每天飲用1個小酒杯（一口杯）的量，持續1至2星期左右。

---

③碧玉，由大量細小粒狀赤鐵礦或黑色燧石等構成。常因含有赤鐵礦而多顯現紅色，所以有時也稱之為鐵石英。（資料來源：文化部國家文化資料庫）

❷容易忘東忘西：異株蕁麻按摩油

【材料】異株蕁麻（Nettle）④粉末：1大匙　橄欖油：8大匙

【作法】①將兩種材料充分混合，做為按摩油使用。

②每晚睡前塗抹於胸口與太陽穴，輕柔按摩。請持續使用1星期以上。

❸心神不寧、無法專注或容易緊張焦慮：玉髓⑤（寶石）

【作法】雙手握住玉髓（Chalcedony），對其呼氣，再將呼出去的氣吸回來。也可將玉髓做成項鍊直接佩戴在身上。

❹安撫上學或考前緊張、上班焦慮的情緒：瑪瑙（寶石）

隨身佩戴瑪瑙，說話會變得思慮周延，善於應對進退。

❺緩解腸胃不適：薄荷茶、洋甘菊茶

轉換新環境的不安、季節交替變化，都可能引發胃腸不適，一天服用一小匙車前草種子，可以調節消化系統功能。加入果昔⑥（smoothies）等點心食用亦可。

將除蟲菊（Pyrethrum）當做調味香料使用，在飲食中少量添加，具有整腸功效；胸口灼熱或腹痛時，不妨飲用薄荷（Mint）茶或洋甘菊（Camomile）茶。這兩種芳香本草在日本也很容易取得，是聖賀德佳當年十分推薦的家常處方。

❻照顧心臟、腹部健康：茴香茶

聖賀德嘉說，「茴香（Fennel）為所有的人帶來幸福」，它能促進發汗和消化作用，哪怕思慮過多、心中煩悶無法入眠，茴香籽或茴香茶也有助眠效果。在德國，只要肚子不舒服，大家都知道先試試茴香，茴香茶對消化不良有很好的紓緩效果。

---

④蕁麻統稱Nettle，但Nettle有上百種，用於泡茶和保養品的是異株蕁麻（學名Urtica dioica），坊間訛傳為咬人貓（學名Urtica thunbergiana），實乃誤會大矣。

⑤玉髓和瑪瑙、石英都具有相同的成分，只是其內部結晶形式不同而已。具有良好的柱狀單晶外型稱為水晶，但微晶質則稱為玉髓或瑪瑙，顏色具有明顯分層的稱為瑪瑙。由於玉髓呈現半透明的蠟狀光澤，經琢磨後外觀亦十分迷人，因此色澤特殊或透明度較好的，也被當成玉石收藏。（資料來源：文化部國家文化資料庫）

⑥果昔是用冰凍的水果或果汁所打成的飲品，成分單純，不另加糖，在歐美國家常被視為健康飲品。

四、體驗白樺樹汁的美膚魅力

德國的緯度與北海道相當，北國的氣候最適合白樺樹生長，到處可見白樺林。聖賀德佳說：「皮膚紅腫癢，就用陽光曬熱或是火薰熱的白樺葉，敷貼患處。」白樺樹在日本並非到處可見，如果有機會請務必一試。

每年一到春天，筆者喜歡用白樺水做為化妝水保養皮膚。多虧了富含礦物質的白樺水，讓皮膚光滑水嫩。白樺樹在吐新芽之前，會鼓足全力吸飽地面的水氣，大約在四月下旬到五月上旬這段期間，適合採收白樺水。

❶調理濕疹問題：白樺濕敷

【作法】取白樺的嫩葉，在陽光下曝曬或爐火上薰烤至溫熱，敷貼在患部。如果有白樺水（白樺樹的汁液），也可用紗布沾取後敷貼在患部，然後以清潔的布或繃帶加以固定。

❷白樺水的採集

【作法】切開白樺的樹枝，將寶特瓶等容器的瓶口插入切開處，並加以固定。樹枝切口會滲出透明液體（樹的汁液）。

＊採下的白樺水請存放冰箱冷藏保存，大約1星期內使用完畢。

❸照顧泌尿系統、乳腺炎：白樺茶

【作法】取乾燥白樺葉片（1大匙），沖熱開水，加蓋悶5分鐘左右，即可飲用。

五、防寒保溫與安眠對策

❶溫暖身體：斯佩爾特小麥枕

【作法】①用棉布或麻布縫製四角形口袋，均勻填入整顆的斯佩爾特小麥（Spelt），然後縫合袋口。

②在8℃的烤箱中加熱大約10分鐘左右，以小麥枕溫敷背部和腹部。小麥枕可以多次重覆加熱使用。

＊手邊沒有斯佩爾特小麥的人，用糙米取代亦可。

❷防寒：茴香＋斯佩爾特小麥粥、糙米奶

在飲食中加入茴香調味，可以溫熱身體，而聖賀德佳的茴香加斯佩爾特小麥粥（參照第九八頁），還能夠改善體質，是一道值得推薦的簡便食療。

買不到斯佩爾特小麥的話，改用發芽糙米，在滾水中煮成粥，然後以食物調理機或食物攪拌機打成泥狀，就是很好的精力補充品。

❸失眠問題：碧玉（寶石）

聖賀德佳建議坐立難安或是噩夢連連的人，使用碧玉來守護睡眠。讓孩子雙手握住碧玉，先對著碧玉呼氣，用呼出的氣息溫暖碧玉，再深深吸入這些溫暖的氣息。或者，將碧玉壓在枕頭下睡覺，也有安眠效果。

❹改善夜尿症狀

孩子半夜尿床的原因很多，有可能是身體受寒，也可能是腦下垂體還未發育完成，所以無法克制睡眠中的排尿。

從自然療法的觀點來看，這可能與白天的情緒有關。無法表達的「淚水」，

代之以夜尿的形式表現。大人不要因為孩子夜尿責罵他們，孩子的內在如果有不安情緒，請耐心陪伴，消除他們的不安。每個孩子的成長速度不同，父母別心急，切莫因為孩子的表現比不上其他同儕而變得神經質。

六、廚房蔬果變身治病法寶

孩童體質嬌嫩，容易突然發燒、疼痛，德國媽媽善於利用廚房裡現成的材料做成濕敷，解決突發症狀。從德國家家戶戶一定有的馬鈴薯、洋蔥、高麗菜，到廚房常見的蔬果、居家常備的芳香本草，都是德國媽媽治病的法寶。

❶生理痛、腹痛、關節痛：馬鈴薯溫敷

【作法】馬鈴薯煮熟搗成泥，趁熱塗抹在薄方巾上。為防止馬鈴薯泥透出來，再用一層薄方巾包覆。或者，將馬鈴薯泥直接塗抹在保鮮膜上，再用薄方巾包覆。然後將這塊馬鈴薯泥溫敷片敷在疼痛處。

*馬鈴薯泥溫敷片可保溫3至5小時左右，要當心低溫灼傷。

❷中耳炎等耳疾：洋蔥濕敷

【作法】洋蔥切碎，以紗布包裹，敷在耳朵上。在洋蔥包上面加蓋一條折疊的溫毛巾，可加強效果。

❸消炎：高麗菜濕敷

【作法】身體發炎疼痛（例如乳腺炎），可用高麗菜葉片直接敷貼於發炎疼痛處。患處如果在手腳部位，為防止葉片脫落，請用繃帶等加以包紮固定。

＊可先將葉片放在砧板上，用擀麵棍來回滾過幾回，讓葉片柔軟後，更容易貼合身體。

＊也可以用紗布吸取高麗菜酊劑（酊劑作法請參照第七十頁），做成濕敷使用。

❹舒暢身心：檸檬濕敷

轉換新環境讓人精神緊繃、肩頸僵硬，這時不妨用溫敷消除肌肉緊張。檸檬清新的氣味與成分，能紓緩焦慮、舒暢身心。

【材料】檸檬（有機栽培）：1顆　薄毛巾：1條　沸騰的水：適量

【作法】①檸檬切厚片。
②將檸檬厚片在薄毛巾上排成兩行。
③捲好薄毛巾，把沸騰的水澆在毛巾上。
④適度擰絞方巾，注意不要把檸檬絞得支離破碎，等溫度稍降至適溫以後，敷在肩頸上。

＊檸檬有感光性，請於室內使用，勿曝曬太陽。

❺治乳腺炎：夸克乳酪濕敷（※可用優格取代）

夸克（Quark）是生乳加乳酸菌發酵，經過加熱凝固而成的一種乳酪，尚未經過熟成即賣到市場上，外形乍看很像優格。以夸克乳酪做成的濕敷，用於紓緩體內發炎、乳腺炎、哺乳期奶水過多都有效。

【作法】紗布浸取夸克乳酪，參照下一頁的冷敷作法使用。

❻緩解支氣管炎：芥末醬濕敷

【作法】羅患支氣管炎等內部發炎問題時，直接塗抹於胸口上。

❼需要保暖時：河砂或海砂

加熱的「櫻桃籽」溫敷袋、溫熱的砂枕袋。砂枕袋的砂粒來自河川或海洋的清潔砂粒，水洗乾淨後，在平底鍋炒乾，或在烤箱裡烤乾，裝入布袋中。可多次重複使用。

❽慢性疼痛：溫敷

【種類】天然泥膜（clay，參照第八四頁）、本草茶、酊劑（參照第七十頁）。

適用關節痛、關節退化、風濕性關節炎、生理痛、腱鞘炎、長期的慢性肌肉疼痛、背痛等。

❾急性疼痛：冷敷

【種類】天然泥膜（參照第八四頁）、本草茶、酊劑（參照第七十頁）。適用急性

疼痛、關節痛、初期的肌肉疼痛、腱鞘炎等

＊溫敷袋、冷敷袋的作法

【作法】溫敷袋應做成三層結構。

●最內層（第一層，直接接觸肌膚）

→紗布、棉布、麻布、餐巾紙（可浸濕、吸收液體）

●中間層（第二層）

→保鮮膜或是厚棉布層（防止液體滲漏）

●最外層（第三層）

→毛呢、法蘭絨等（發揮保溫作用）

＊必要時，包纏繃帶或小毛毯。

⑩高燒等突發狀況，急需要降溫時：冰敷

【作法】將雪花填入塑膠袋中，立即可用，不愧是德國式作法。

＊冰敷時，感覺搔癢或皮膚刺激，還是身體發寒，就應該停止使用。

德國媽媽的智慧錦囊 1

天然土是來自大地的能量

德國是天然土治療的發源地，一般家庭都常備有多種天然土，這些土各自具備不同的治療作用，可外用塗抹，也可以內服，藥房、藥妝店、有機商店都有販售。

太陽曬傷、肌膚搔癢、刀火傷等，不妨試試天然泥膜的功效。土遇到水以後，會散發負離子，像磁鐵般吸附人體內有害物質或毒素所帶的正離子，利用這一特性，可清除肌膚的代謝廢物、老化角質和雜菌。

天然泥膜

【材料】水：1杯　天然土：50克

【工具】裝天然泥的容器　竹製或木製平頭小鏟

【作法】在天然土中緩緩的少量加水，暫不攪拌，待天然土完全吸收水分。用平頭小鏟取黏稠的天然泥，厚厚的敷在患部或需要敷泥膜處。如患部有出血，則至少敷1公分厚。在泥膜尚未完全乾燥前，趁仍有濕氣的時候，將泥膜連同其吸附的細菌、毒素洗去（譯按：作者本人使用後的分享，因國情不同，使用前請斟酌自身健康狀況。）。

泥膜會吸附水分，細胞的水分因此減少。敷完泥膜以後，細胞透過血液和淋巴液重新吸收水分，可活化細胞內部乃至全身的新陳代謝。天然土含有豐富的礦物質（鐵、鈣、鎂、矽等），同樣能夠活化細胞。亦可配合香氛油（Aroma Oil）或是純露（Herb water）一同使用。

不同膚質適用的天然土

●粉紅土：異位性皮膚炎、敏感肌膚
●灰土：一般膚質、殺菌、傷口等
●白土：兒童肌膚、問題肌膚
●黃土：一般膚質、美白

＊敷過泥膜以後，可能出現好轉反應，建議初次使用者，從刺激性較低的粉紅土或白土開始嘗試。

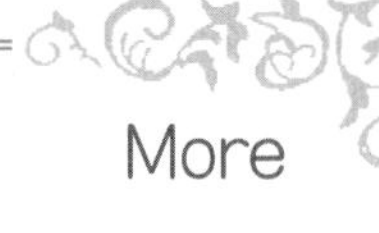

所有的預防接種都有必要嗎？

預防接種的本意是要幫助身體對抗疾病，但所有的預防接種真的都有必要施打嗎？直到不久前，水痘、風疹（德國麻疹）、腮腺炎等幼兒常見的傳染病，都還未有預防疫苗接種。

幼兒期罹患這些疾病，其實是有意義的。它們會激發人體內在的力量去克服疾病，培養個體的自我痊癒力。

就現行的實際狀況而言，當孩子接受預防注射，發生接種副作用的不良反應時，並不能立即釐清責任歸屬。以筆者的小兒子為例，他在接受預防接種後發病，但是每個孩子對預防接種的反應不一，我們提不出接種與發病之間明確的因果連結證明，只能自己承擔所有後果。因此我建議大家，讓孩子一次只接受一種疫苗注射，拉開接種時間，多給孩子一些觀察與適應期，而非同時接受多種疫苗的混合注射。

在德國，有的醫生會先給孩子服用同類療法的小糖球以後，才讓他們接受預防接種。小糖球具有能量（氣），能夠轉換個體散發的能量光環（aura），以及生命體（Etheric Body，又名為「乙太體」）和知覺體（Astral Body，又名為「星芒體」）等，促使三者的能量作用於物質體（Physical Body），也就是肉體。兒童在接受預防接種前服用糖球，能緩和接種對幼體造成的強烈能量衝擊。

瑞士醫師約翰．艾爾米格（Dr.Jean Elmiger）博士主張，預防接種不僅傷害幼兒的肉體，也損傷其精神與靈魂。臨床報告顯示，一些罹患疑難雜症與不明疾病的孩子，在博士的治療下，服食同類療法中用於緩解預防接種傷害的小糖球以後，戲劇性的恢復了健康。

預防接種的疫苗裡含有防腐劑、異種蛋白質、汞等許多添加物。這些物質隨著注射，直接灌注到幼兒體內，現在滿街都是過敏兒，預防接種有可能是誘發身體過敏反應的原因之一。

我們是自己身心的主人，也唯有自己能夠守護自身安全。是否對所有的預防接種照單全收，可得自己分辨清楚才好。

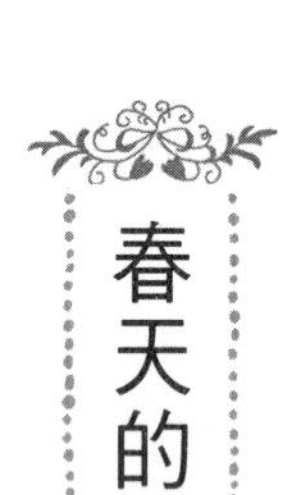

春天的飲食

春天的飲食以促進排毒為重點。聖賀德佳把斷食排入日常生活中。她主張，想維持身體健康，不僅要飲食均衡，淨化身心也至關重要。

一、簡便早餐輕斷食

斷食對促進健康的意義，在於停止進食能給予終日運作不休的臟器有喘息空檔，從疲於消化吸收的勞動中解脫，得以進行解毒工作。人體為了維持生命機能，總是一刻不得閒，我們也不斷在生活中攝入各種造成身體負擔的物質。飲食帶來的農藥、食品添加劑；外用的保養化妝品、洗髮精等，含有許多化學物質；吸入的空氣中，有汽機車和工廠排放的廢氣，還有飄散在空氣裡的農藥與化學物質等。而我們攝取的肉類等高蛋白質，需要一天以上的消化處理時間，又造成臟器沉重負擔。

斷食是先人為了常保身心健康而摸索得出的智慧，日本禪寺以蔬食為主的精進料理，也是從斷食修行中誕生的飲食文化。伊斯蘭教有齋戒月（Ramadan）的斷食期，印度的阿育吠陀同樣倡導斷食。

特別要在此強調的是，聖賀德佳絕非鼓吹嚴格禁慾的飲食生活，因為過度節制口腹之慾，會引發身心強烈反彈，不利健康。要衡量自己的接受度，量力而為，才能夠持之以恆。

斷食以後，身體少了分解消化食物的負擔，感官變得敏銳，心情也會感到輕盈舒暢。透過斷食，我們會不自覺將注意力轉向自我的身心，專注於內觀。

聖賀德佳說，「健康的人最好在中午前都不吃東西」。喝一點茶水、果汁等補充水分即可。藉由抑制消化活動，方便身體進行自我修復與解毒。以前的人不懂解剖生理學，無從分析研究人體器官組織的作用，然而斷食卻成為全球各地不約而同的傳統治療手段，實在不可思議。

低溫烹調法（Low Food，基於酵素營養學，主張食材加熱不超過四十八℃的烹飪法）的理論也說，中午以前是身體的「淨化時間」，所以不必勉強吃早餐。等到前一天進食的食物完全消化，腸胃排空以後，消化酵素才能夠再次全面啟動，充分發揮作用。一天二十四小時當中，保有十三至十七小時不吃東西，是人體維持健康的訣竅。當腸內環境良好，肌膚也會光澤亮麗。

早上飲用白開水、本草茶或是果昔，只吃蔬果沙拉，讓身體從清新的朝氣中邁出一天的步伐。筆者個人自從早餐改吃果昔以後，自然減下四公斤體重，恢復到十年前還未生產當媽媽時的小姐身材。

二、孩童的健康與斷食

孩子生病的時候，千萬不要勉強他們吃東西。當孩子沒胃口，父母要理解「這場病正是排毒的機會」！野生動物生病或受傷時，會蜷縮不動，不吃不喝，靜待身體回復健康，人體也是如此。孩子病中、病後，或是沒胃口的時候，只要給予足夠的水分補充，觀察身體狀況即可。如果想吃東西，請給孩子吃一點清粥等容易消化的簡單食物即可。

萬一發高燒、渾身虛脫無力，不妨給予日本專門用來照顧病人的傳統梅醬番茶⑦，或是加薄鹽的白開水。進入恢復期以後，建議讓孩子吃斯佩爾特小麥粥（作法參照第九八頁）。

身體的腸道環境經過斷食而自我重整後，會逐漸恢復健康。我家幾個孩子每每發燒或肚子痛時，完全沒有食慾，只是一直沉睡，然後就會看到他們自行恢復精神。

孩子保有自然的本能，知道怎麼做可以自我修復，大人要珍惜孩子與生俱來的本能才好。

三、春季的排毒本草茶

複方本草茶藉著多種芳香本草的調配變化，可以幫助我們緩解許多身心的不適症狀。最為人所熟知的就是洋甘菊和胡椒薄荷（Peppermint），它們已經幫助過無數人度過身心的艱難時刻。

洋甘菊用在春天的排毒正合適，它所含的有效成分類黃酮（flavonoid）具有消炎、鎮定功能，也是很好的胃腸藥。在德國，洋甘菊自古就是修道院必備的

---

⑦ 番茶是較粗大葉片經過蒸菁並烘乾後的茶葉，咖啡因低，高溫沖泡也不易產生苦澀味。把泡好的熱番茶注入碾碎的梅乾肉，加生薑汁和少量純釀造醬油，就成為梅醬番茶。

芳香本草，聖賀德佳也建議在粥裡面添加洋甘菊，用來健胃整腸。

薄荷種類繁多，其中的胡椒薄荷種植容易，而且使用方便，是十分大眾化的居家保健良伴。

❶花粉過敏：接骨木、異株蕁麻（※材料標示的數字顯示分量比例）

【材料】接骨木（elder-flower）1　異株蕁麻 1
德國洋甘菊 1　胡椒薄荷 1/2

【作法】茶壺中舀入1大匙芳香本草，沖熱開水，加蓋悶3至5分鐘，即可飲用。

❷安眠紓壓：德國洋甘菊、胡椒薄荷（※材料標示的數字顯示分量比例）

【材料】德國洋甘菊 3　胡椒薄荷 1

【作法】茶壺中舀入1大匙芳香本草，沖熱開水，加蓋悶3至5分鐘，即可飲用。

❸情緒緊繃引發胃痛：德國洋甘菊、胡椒薄荷（※材料標示的數字顯示分量比例）

【材料】德國洋甘菊 1　胡椒薄荷 2

【作法】茶壺中舀入1大匙芳香本草，沖熱開水，加蓋悶3至5分鐘，即可飲用。

＊噁心、過敏性腸炎，可單用胡椒薄荷泡茶喝。

❹解便秘：蒲公英茶（孕婦適用）

茶色偏黑帶苦味的蒲公英（Dandelion）茶，乍看很像咖啡，對忌服咖啡因的孕婦，以及有便秘困擾的人，是很好的茶飲。也適合飲酒的人用來強化肝臟功能。

【材料】蒲公英根

【作法】蒲公英的根部洗淨以後，切碎並曬乾。大約曝曬1星期後，碎末已經完全乾燥，即可裝進罐子裡備用。使用時取適量，以乾鍋小火培香後泡茶。

❺淨化血液：蒲公英複方茶（※材料標示的數字顯示分量比例）

【材料】乾燥蒲公英根2　玫瑰果（Rose hip）1

【作法】茶壺中舀入1大匙芳香本草，沖熱開水，加蓋悶3至5分鐘，即可飲用。

❻春天排毒：馬尾草茶⑧

馬尾草（horsetail）先長出淡褐色孢子穗莖，孢子穗莖枯萎後，才冒出綠色的營養莖。春天採摘的馬尾草，排毒效果最好，採摘後曝曬七天左右，充分乾燥即可妥為收藏，隨時取用。

【作法】新鮮馬尾草1把（乾品則大約2大匙），放入茶壺中，沖熱開水，加蓋悶3至5分鐘即可飲用。

*每天早晨持續飲用，大約1星期左右。

*馬尾草富含礦物質矽酸，可以強化肌膚、毛髮、指甲的健康。用馬尾草茶洗臉，也有美容效果。

❼預防花粉症與排毒：異株蕁麻葉茶

我們家習慣將春天最先長出來的異株蕁麻葉拿來泡茶。異株蕁麻在日本已不多見，但是仔細尋找，應該仍有機會發現它的蹤跡。到山上踏青之際，留意樹林或森林的較深處，說不定會有收穫，一般山路旁則少見。異株蕁麻的排毒效果好，也有抑制發炎的作用。

【作法】新鮮現採異株蕁麻葉1把（乾品則大約1大匙），放入茶壺中，沖熱開水，加蓋悶3至5分鐘即可飲用。

四、春季的排毒料理

人是大自然的一份子，人體本能的與天地自然應和，而春天正是啟動淨化與排毒的季節，就如同時間到了，家中必須進行大掃除。代謝廢物會以「症狀」的形式表現出來，花粉症就是排毒的症狀表現之一。如果排毒得宜，你會發現即使在花粉症大流行的季節，自己也可以安然度過。這時期尤其要控制砂糖和乳製品的攝取，充分食用富含春天能量的綠色蔬菜，為身體進行大掃除。

⑧馬尾草為木賊屬（Equisetum）裡的一種，木賊家族堪稱活化石，在地球的歷史長達四億年，廣泛分布於全世界的木賊屬約有三十種，多數有毒性，僅極少數品種（例如中藥的問荊）可用於醫療保健。孕婦、哺乳婦女、孩童不建議使用馬尾草。

❶春天排毒：果昔

淡淡的除蟲菊香搭配苦中帶甘的油菜花，一起打成果昔以後，依照個人喜好添加楓糖漿調味，最後點綴一朵黃色油菜花，充分展現春天的氣息。

【材料】油菜花：1株　柑橘：1顆　蘋果：1顆
紅蘿蔔：1條　除蟲菊：少許
檸檬：1輪（若使用無農藥栽培檸檬，則可以帶皮）

【作法】所有材料以攪拌機（mixer）或研磨機（blender）磨碎混勻。

❷增強肝臟活力：日光蒲公英沙拉

春天一到，蒲公英的幼嫩葉片與可愛小花，都可以拿來入菜。蒲公英的葉子富含礦物質（尤其是鈣質），有很好的利尿作用。

【作法】蒲公英嫩葉切碎，與綠花椰菜芽或綠豆芽拌勻，灑蒲公英的花瓣做點綴。

❸春天保健：聖賀德佳的沙拉醬汁（dressing）

以下介紹經常出現在聖賀德佳菜單裡的沙拉醬汁配方。以這一款配方為基底，自由搭配優格、檸檬、味噌、醬油等，就可以變化出豐富的口味。適度添加車前子、南薑等本草，又是不同風味。（參照第一六三頁聖賀德佳的辛香料配方）

【材料】葡萄酒醋（wine vinegar）：1大匙　　鹽、胡椒：適量
植物油（火麻仁油或葵花油等）：1大匙
楓糖漿或紅糖（Brown Sugar⑨）：少量

＊在沙拉或料理中灑一點車前子，具有保健作用。如要加在沙拉醬汁中使用，應先浸泡開水一個晚上。

⑨ Brown Sugar 中文通譯為「紅糖」，原本與台糖生產的二號砂糖（赤砂）相同，是不完全精煉的結晶糖。但在商業化成本考量下，目前只有少數產品仍維持傳統製造方法，一般的 Brown Sugar 都是用白砂糖混合一定比例糖蜜調製而成的調合紅糖。本文指的是傳統不完全精煉者。

❹春天保健：聖賀德佳的斯佩爾特小麥粥早餐

聖賀德佳推崇斯佩爾特小麥（德文名稱Dinkel），認為它「滋養人體，灌注力量，每天食用可維持健康」。它是歐洲古老的小麥品種，未經過品種改良，因此不易誘發過敏反應，適合病後的復原期或早餐食用。我家的孩子們總是吃得津津有味。

【材料】斯佩爾特小麥粗磨粉：3杯　　牛奶：依個人口味喜好酌加
扁桃仁（細粒研磨）：1杯　　蘋果：1顆
南薑：1小匙　　肉桂：1小匙
水：4或5杯　　楓糖漿：適量酌加

【作法】①蘋果切丁，與磨碎的扁桃仁、斯佩爾特小麥粗磨粉同煮。
②中火加熱，一面攪拌，直至鍋中咕咚咕咚冒出沸騰的氣泡，轉小火。
③加入南薑、肉桂、牛奶（加或不加皆可），攪拌均勻。
④盛盤，酌加楓糖漿調味。

❺春天保健：令人欲罷不能的蔬菜沾醬（dip）

【材料】味噌：1大匙　火麻仁油、葵花油等：1大匙

楓糖漿：1/2匙　檸檬汁：1大匙

孜然（Cuminum）：1小匙　大蒜粉：少量

肉豆蔻（Nutmeg）：少量　南薑：少量

顆粒芥末醬（mustard）：1大匙

巴西利（Parsley，又稱洋香菜）：少量

中東芝麻醬（Tahini，也可用白芝麻醬代替）：1小匙

【作法】將植物油以外的所有材料都在調理缽中攪拌均勻，最後加入植物油拌勻即可。

＊請依照個人口味喜好調整材料與比例。

＊用蔬菜棒沾取食用。

五、適合春季的無糖甜點

白砂糖在精煉過程中，去除了維生素、礦物質等營養成分，吃多會引發身體寒涼，成為慢性疾病的根源。其實，想要吃甜，除了白砂糖以外，還有不少天然甜味食材可供選擇，它們都是天然健康烹調及甜點製作的得力幫手。

☆龍舌蘭糖蜜（agave syrup）：抽取自龍舌蘭的糖蜜。

☆米飴（rice syrup）：糯米加工製作的甜味料。

☆椰糖（coconut sugar）：由椰子花汁液萃取出來的糖，特徵是帶有濃醇香甜味。

☆楓糖漿（maple syrup）：取自楓樹的糖蜜，在日本比較容易購得的天然糖。

☆甜菜糖（beet sugar）：萃取自甜菜的糖分，富含整腸作用的果寡糖（oligo）和礦物質（甜菜栽培期間往往使用大量農藥，請選購有機栽培者比較安全）。

☆黑糖（brown sugar）：甘蔗榨汁後，蔗汁直接炒製成的天然糖，富含維生素和礦物質。

❶糙米慕斯（巧克力口味）

【材料】糙米（也可用斯佩爾特小麥）：1/2杯　水：1/2杯（與米等量）

香蕉：1根　葡萄乾（raisin）：1大匙

蘋果：1/2顆（小蘋果則用1顆）　生可可粉：2大匙

南薑：1/2小匙　肉桂：1/2小匙

肉豆蔻：少量　楓糖漿（甜度不足時再酌加）

香草精（vanilla extract）：1/2小匙（也可不加）

【作法】①糙米洗淨，浸泡一晚。沖水後，在濾勺上瀝乾水分，靜置一天待其發芽。

②發芽糙米沖水後，放入攪拌機，加等量清水攪拌至質地綿密幼滑，沒有粗顆粒。

③在濃稠的糙米糊中，加入香蕉等所有材料，再次用攪拌機攪拌均勻。

④盛盤，加喜愛的水果。

＊糙米發芽速度依季節不同，只要萌發小芽點即可。在意糙米氣味的人，以清水沖洗去除氣味。

❷宜避免攝取的食物

聖賀德佳以她的臨床經驗，指出幾種應該避免攝取的食物。我們雖然不必對日常飲食過度吹毛求疵，但不妨列入參考。必須在此特別聲明的是，此乃聖賀德佳獨到的觀察結果，無關乎現代植物學與營養學。

- 草莓（strawberry）：會污染血液（可用藍莓或覆盆子取代）。
- 西洋李（prune）：抑制新陳代謝，增加帶來憂鬱情緒的黑膽汁。
- 豬肉：製造污濁體液。
- 橄欖油：不適合食用，但可做為外用藥物。

其他還包括菊苣（chicory）、韭菜（leek）等，都是聖賀德佳認為不利人體健康的食物。

春天的居家

一、聖賀德佳與香氛

歐洲最早明文談到薰衣草花香的人，就是聖賀德佳。中世紀時代，香氛精油尚未問世，但是教會儀式中，無論今昔都善用馨香，讓前來禮拜的信徒彷彿置身新鮮的芳草和花叢間。

聖賀德佳作詞、作曲的聖歌或詩篇裡，對馨香多有生動描述。

他如急速飛馳的鹿　奔向最澄澈的水泉　由最堅硬岩石流淌
潤澤那怡人的香草　喔！主教　塗抹香膏的僕人　您所在的地方
有著國王花園裡　最具生氣的綠力　當您奉獻聖潔公羊祭時
便攀登直達到雲霄天際

——節錄自〈聖馬克西姆頌〉歌詞

向妳致意，閃閃發光的綠色枝椏　聖人們的祈求　如若渴的求知

如疾風的吹動　催促著妳綻放　時日來到　花開枝頭　向妳致意，向妳致意

暖陽在妳內普照　芬芳如香脂香膏　花開富貴，綻放妳內

失味香料又香氣四溢　萬事萬物又盎然綠意

——節錄自〈聖母頌〉歌詞

（譯按：以上兩首詩歌，感謝聖賀德佳協會王真心理事長提供親筆譯詞）

花草樹木的怡人馨香，在任何時代都能發揮溫柔的療癒力量。

聖賀德佳的時代，香氛精油治療還很原始，如今的芳香療法已經十分完備，任何人都能夠簡單利用馨香，將大自然高品質的芳香能量運用於日常，舒暢身心，提升生活品質。

二、立即上手的香氛照護

對孩子來說，媽媽就是最棒的治療師。媽媽配合家人的症狀選擇精油，讓居家環境自然散發芬芳氣息，或是調配療癒精油，塗抹於孩子的前胸後背。塗抹精油的同時，不忘對孩子說著溫柔的話語，再用溫熱的手掌，平貼於孩子的肌膚，強化療癒功效。

以下介紹的五款精油，可以個別單方使用，也可以混合做為複方使用。剛入門的使用者，不妨分次買齊，逐一熟悉它們的用法。

＊三歲以下幼兒，不建議直接使用，只在室內做少量薰香的程度即可。

＊三歲至十二歲的孩童，精油的用量建議從成人的十分之一開始嘗試，並隨時觀察孩

薰衣草

【學名】Lavandula angustifolia

【科名】唇形科

＊薰衣草的香氣清新，誠如其拉丁語源的意思「清洗」那般，能洗去身心的不安與疼痛，有鎮定和止痛效果，廣泛適用於各年齡層的日常照護，從孩童到年長者都受惠。

澳洲茶樹

【學名】Melaleuca alternifolia

【科名】桃金孃科

＊澳洲原住民（Aborigine）毛利人的傳統醫療，以澳洲茶樹的樹葉治病。其氣味清爽，具有抗菌、抗病毒功效，能預防感染、感冒。

子的反應，用量最多也不宜超過成人的一半量（本書處方皆為成人用量）。

❶安撫緊張不安：薰衣草精油

情緒緊張不安引發心臟撲通撲通狂跳、精神亢奮、無法入眠……，建議使用薰衣草或柑橘精油。

＊在手帕點一滴精油，做為安神的護身符。

＊避開皮膚直接接觸的位置，在枕頭的一角點一滴精油。

❷敏感肌膚：精油泡澡

精油泡澡可以照顧搔癢、濕疹等問題肌膚。泡澡既能夠溫暖身體，舒爽的芬芳氣息又可以鎮定肌膚，並且安撫焦慮緊繃的情緒。

羅馬洋甘菊

【學名】Anthemis nobilis

【科名】菊科

＊蘋果般的酸甜香氣，能緩和濕疹、蕁麻疹的搔癢。因具有良好的鎮定作用，對於受到驚嚇、精神打擊、情緒激動難安，有安撫作用。對於精神不寧引發的腸胃炎，也有良效。

甜橙

【學名】Citrus sinensis

【科名】柑橘科

＊受到多數人喜愛的香甜氣味，有如和煦的陽光帶來安適感，令人自然敞開心扉，安撫心底難以言喻的焦慮不安。

【材料】鹽：50克
　　羅馬洋甘菊精油：3滴
　　薰衣草精油：2滴
　　柑橘精油：8滴
【作法】鹽與精油充分混合均勻，倒入浴缸，溶於洗澡水中。

❸室內淨化殺菌：薰香

【作法】在面紙滴數滴精油，打開吸塵器開關，吸附精油面紙以後，再進行吸塵，精油的清新氣息隨之擴散於空間裡。建議使用薰衣草精油（放鬆與淨化殺菌）、茶樹精油（殺菌、除菌）等。

澳洲尤加利

【學名】Eucalyptus radiata

【科名】桃金孃科

＊振奮精神的香氣，有助轉換情緒。對紓緩黏膜不適、鼻炎、花粉症、咳嗽、多痰有效。略帶辛辣的氣味與強大的抗菌效果，可以同時淨化身心與空間。和茶樹一樣，能預防感染、感冒。

【關於精油的使用】

＊使用薰衣草精油，建議選擇 Lavandula angustifolia（薰衣草的典型代表）；澳洲尤加利精油則選用 Eucalyptus radiata（刺激性低）。

❹咳嗽、花粉症、胸痛：尤加利＋薰衣草

【材料】基底油（荷荷芭油、杏仁油等）：20毫升
尤加利精油：3滴
薰衣草精油：2滴

【作法】塗抹在胸口、咽喉、鼻側、眉間等部位。

❺紓緩不安、緊繃、安眠：甜橙＋薰衣草

【材料】基底油（荷荷芭油、杏仁油等）：20毫升
甜橙精油：3滴
薰衣草精油：2滴

【作法】按摩胸口、手腕。

❻濕疹、皮膚搔癢：羅馬洋甘菊＋薰衣草

【材料】基底油（荷荷芭油、杏仁油等）：20毫升

＊芳香療法當中，部分精油並不適合高血壓患者或孕婦使用。如有疑慮，應諮詢專業人員的建議。

＊佛手柑（Bergamot）、檸檬、葡萄柚等精油具有「光毒性」，肌膚直接接觸後，如果受到紫外線照射，可能誘發刺激過敏（光敏反應），請留意使用。（※橙皮〔orange〕精油，不具有光毒性）

羅馬洋甘菊精油：3滴

薰衣草精油：2滴

【作法】薄薄的塗抹在皮膚搔癢部位。

＊用於溼疹皮膚，可以將其他精油量減半，代之以金盞花浸泡油（參照第一二四頁），保護受損的皮膚。

❼感冒、喉嚨痛、鎮定：薰衣草＋澳洲尤加利

【材料】基底油（荷荷芭油、杏仁油等）：20毫升

薰衣草精油：3滴

澳洲尤加利精油：2滴

【作法】塗抹在胸口、咽喉、耳下等處。

【香氛治療注意事項】

＊精油直接接觸肌膚使用前，務必先進行敏感測試。方法是把少量精油塗抹於手腕內側，靜待20分鐘以上，如未出現發炎或搔癢等異常反應，即可使用。萬一發生異常反應，請以大量清水沖洗。

＊務必使用百分之百的純植物性精油（市面上有化學合成品，以「精油」之名銷售）。

三、複方香氛護膚：消水腫、改善便秘

本是春光明媚的大好時節，卻總是無故感到肢體沉重。這時不妨使用能促進體液流動的精油，推動血液、淋巴循環。

泡澡後，全身暖呼呼，選擇自己喜好的基底油（荷荷芭油或杏仁油等），稀釋精油以後，塗抹在肢體部位，從末梢往心臟方向輕柔推按。推按後，請充分攝取溫熱的香草茶或白開水。

❶肌膚局部照護：雪松＋馬喬蓮＋天竺葵

【材料】基底油（荷荷芭油、杏仁油等）：20毫升

雪松（cedar）精油：3滴

馬喬蓮（marjoram）精油：1滴

天竺葵（geranium）精油：1滴

【作法】消除水腫、橘皮組織，塗抹於你在意的大腿、小腿、上手臂等部位，輕柔推按。

❷緩解便秘、照顧腹部：橘皮＋佛手柑

新氣象的開始，面臨生活諸多變動，難免精神緊繃，而壓力往往引發便秘。這時候，就用能夠促進腸道蠕動的柑橘精油，來按摩肚子吧！

【材料】基底油（荷荷芭油、杏仁油等）：20毫升

橘皮（mandarin）⑩精油：4滴

佛手柑精油：4滴（也可以完全使用橙皮〔orange〕精油8滴即可）

【作法】將配方充分混合均勻，以手掌溫熱後，在腹部畫「の」字，輕柔按摩。

＊佛手柑精油具有光毒性，皮膚塗抹後的4至5小時內，請勿直曬日光。

❸腿部腫脹、疲勞：白千層＋絲柏＋檸檬

【材料】基底油（荷荷芭油、杏仁油等）：5毫升

白千層（cajuput）精油：2滴　　絲柏（cypress）精油：1滴

檸檬精油：1滴

---

⑩ mandarin是橘，orange是橙。

【作法】在深口的水桶裡注入熱水，滴入以上精油混合均勻後，浸泡雙腿約15分鐘。

＊檸檬精油具有光毒性，皮膚塗抹後的4至5小時內，請勿直曬日光。

❹安撫花粉症誘發鼻部症狀：白千層＋羅勒＋歐白芷＋佛手柑＋雪松

【材料】基底油（荷荷芭油、杏仁油等）：20毫升

白千層（cajuput）精油：1滴　羅勒精油：1滴

歐白芷（angelica）精油：1滴　佛手柑精油：2滴

雪松精油：2滴

【作法】塗抹於鼻子內外。

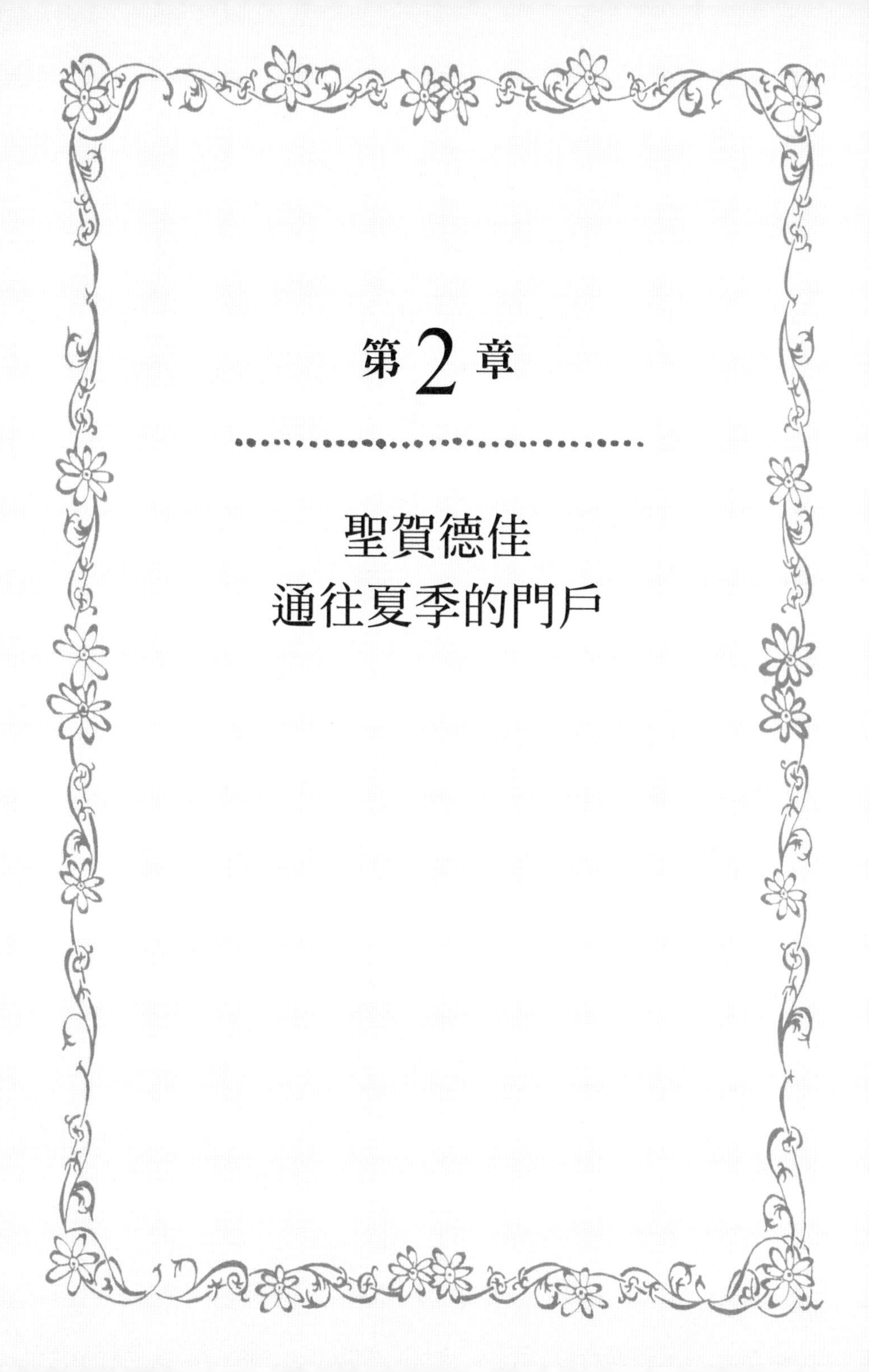

第 2 章

聖賀德佳
通往夏季的門戶

夏季的療癒

朗朗晴空，陽光燦爛，德國的夏季風和日麗，綠色能量生機勃勃，正是最能夠感受自然生命力（Viriditas）的美好季節。

綠蔭濃密的森林裡，群鳥放聲高歌，百花競艷，漫步其間，不時還會與小動物來個不期而遇。林木的深處，涼風習習，瀰漫苔癬、綠葉、鮮草的芬芳。熱力四射的陽光，照亮了收穫各式芳香本草的季節。

一、聖母瑪利亞喜愛的本草

在德國，正值盛夏的八月十五日，是「聖母升天節」。這是天主教的重要節日，教徒們歡慶聖母瑪利亞的肉體與靈魂同歸天國。

人們傳說，聖母升天時，聖體四周圍長出茂密的本草，用芬芳氣息裹覆聖體。

「聖母瑪利亞的本草」是原住民的自然信仰儀式（夏至），結合天主教的聖母升天演變而來。獻祭聖母的本草內容，隨地方而不同，大致上都是這一時節盛產的當季本草。

德國在「聖母升天節」這天，習慣將「聖母瑪利亞的本草」供奉在祭壇上。本草的數量按基督教的神聖數字①七、九、十二等不同比例，紮成花束。這些受祝福的花草，最後會被信徒各自帶回家，成為守護家庭格外有力的「平安符」，保佑家人與重要牲畜。古時候，採摘本草是女性的工作，聖母與本草的連結可能由此而來（男性的工作是狩獵）。

聖母瑪利亞的本草，包括聖約翰草（St John's wort，又名金絲桃）、艾草、金盞花、西洋蓍草（Yarrow）、玫瑰百合（Roselily Annika）、菊苣、毛蕊花（Verbascum）、龍膽草、馬鞭草（Vrbena）、洋甘菊、薄荷、孜然、百里香、纈草（Valerian）、龍牙草（Agrimony）、雛菊（Daisy）、三葉草（Clover），以及玉蜀黍、蘆葦等穀物。

---

①基督教重視3（三位一體，象徵天）＋4（象徵地）＝7（完全數）的數字意義，它象徵上帝創造天地的七日，也是「幸運七」（lucky seven）的由來。其他像是3×3＝9、3×4＝12，同樣被視為吉利數字。

以這些本草做茶飲，可以治療疾病，又能預防家畜染病；如果投入暖爐做為薰香，有防疫與守護家人的功能，也經常用於治療婦科與兒科疾病，不愧是聖母瑪利亞守護的芳香本草。

二、夏季的保健對策

德國的夏日是休假的季節。夏日豔陽是老天爺惠賜人們的大禮。不同於日光浴的「日光欲」，讓德國人充分領略戶外的休閒好時光。德國的氣候年年劇烈變動，酷暑天裡，不時傳出民眾中暑倒下的新聞。夏季保健首重預防中暑，在水分補給與肌膚照顧上多用心，就能夠平安快樂地度過炎炎夏日。

❶曬傷、蚊蟲咬：亞麻仁籽萬能涼膏

【材料】亞麻仁籽：1杯　水：500毫升左右

【用具】紗布　瓶罐容器

【作法】亞麻仁籽煮水30分鐘左右，以紗布等過濾渣滓後，裝瓶，冷卻後呈凝膠狀，冰存於冰箱冷藏，可保存約2星期左右。

【用法】直接塗抹搔癢處、曬傷部位、蚊蟲螫咬處，也可加入泡澡水使用（大約取1杯量）。

＊異位性皮膚炎等敏感肌膚，或是皮膚出血等十分脆弱的膚質，可購買市售的亞麻仁籽油塗抹全身後再泡澡。這時請勿使用香皂清潔皮膚。

＊使用前請務必先進行皮膚過敏測試。

❷急性曬傷：優格

【作法】急性曬傷導致皮膚發紅，可在患處厚厚塗抹優格。請不忘適當補充水分。

❸蚊蟲咬傷：車前草

【作法】摘取路邊的車前草，用手搓揉葉片，將軟化的葉片貼在患處反覆揉擦。或將車前草浸泡油（浸泡油作法參照第一二四頁）、泡酊劑（作法參照第七十頁），以敷貼方式貼於患處，亦可直接塗抹。

❹蚊蟲咬傷：紫水晶

【作法】以紫水晶在蚊蟲螫咬處輕輕搓揉。聖賀德佳認為，紫水晶的能量可以將毒素排出體外。

⑤補給身體營養：斯佩爾特小麥

食用斯佩爾特小麥可以潔淨血液，常保健康，是聖賀德佳愛用的食材之一，它在本書已多次登場（小麥粥作法參照第九八頁，沙拉作法請參照第一五九頁，濃湯作法參照第一八八頁，餅乾作法參照第一九〇頁），在市場就可以輕鬆購得。

⑥念珠球菌感染：優格

將市售不加糖的原味優格塗抹於念珠球菌感染處，優格的乳酸菌可以對付念珠球菌。小寶寶的紅屁屁，如果是因為念珠球菌感染造成，塗抹優格一樣有效。我自己在產後體質虛弱，而感染念珠球菌時，也曾借助優格完全治好感染。

念珠球菌是腸道裡的常在菌，它們和菇蕈、黴菌是同類，平常和其他細菌和平共存。但是，當人體的體力低下、疲勞、飲食不節等，引發腸道環境紊亂，體質酸化時，就給了念珠球菌大肆繁殖的好機會。平日請節制砂糖等甜食的攝取，從根本上養成自己的好體質。

【作法】沐浴時，用溫水輕輕沖洗患部（請勿使勁刷洗）。夜晚就寢前，把優格像藥霜一樣塗抹在患部，直接睡覺。如果在意優格黏糊的感覺，白天可以用免治馬桶或清水保持清潔，再以金盞花浸泡油（作法參見第一二四頁）等保護皮膚。

❼重度念珠球菌感染：大蒜衛生棉條

這是一位德國自然療法師教我的方法，用於婦女陰道的重度念珠球菌感染。

【作法】取1瓣大蒜，剝去外層薄膜，用針線穿過大蒜，比照衛生棉條的設計原理，把線固定好，留下一節線露出大蒜外，成為「衛生大蒜條」。使用當中，大蒜會釋放出天然殺菌成分（譯按：作者本人使用後的分享，因國情不同，使用前請斟酌自身健康狀況）。

❽香港腳：醋水

【作法】取1杯醋，溶入溫水中，浸泡雙腳。

＊體質偏酸就容易染上香港腳，照顧好日常飲食，赤腳在泥土地上漫步，或是到溪邊、海邊走走。

❾受損肌膚調理：金盞花、西洋蓍草、繁縷草

金盞花是護理受損肌膚的第一理想選擇。聖賀德佳說它具有強韌的生命力，可以抗毒性，自古就是修道院使用的治療藥物。

【用法】①開放性傷口、燒燙傷、痱子、異位性皮膚炎的保濕，可塗抹金盞花浸泡油或軟膏（作法參照第一二四頁）。家中常備以防不時之需。

②以手揉搓西洋蓍草，敷貼於患部。可製作成酊劑，做為家中常備用藥。

③繁縷草（Chickweed）可用於跌打損傷、頭部撞傷等。水煮後濕敷於患部。

❿流鼻血：繁縷草粉與蒔蘿粉

繁縷草粉與蒔蘿粉以一比二的比例混合，加少許葡萄酒調成濃稠糊狀，用紗布或小布片包裹，貼於額頭、太陽穴、胸口等處。

⓫夏日疲勞症候群、腹瀉：肉桂蘋果粥

【材料】蘋果：2顆　水：正好蓋過鍋裡的蘋果即可　肉桂：少許

【作法】①蘋果削皮、切小丁塊。

②放入鍋中，加水、肉桂，煮至蘋果柔軟，以手動式食物攪拌機攪成泥狀。

＊小口慢慢食用。蘋果具有整腸功能，有益疲累的胃腸。

⓬淨化體內：紅寶石水

聖賀德佳說，紅寶石（Ruby）水可以從體內淨化人體。

【作法】飲用水注入透明玻璃容器內，紅寶石放入其中，直接曝曬於太陽光下24小時。

＊1公升左右的常溫紅寶石水，1天分多次小口飲用。持續飲用直至恢復元氣為止。

自製軟膏

德國空氣乾燥，因此有各式各樣的護膚乳霜、軟膏。有的是家傳配方，有的則是醫生開的處方，拿到藥房請人調配。不僅可以用來保養皮膚，還能夠廣泛應用於治療咳嗽、打噴嚏、流鼻水、刀火傷燙等。這些乳霜、軟膏的基底，是親膚性的綿羊油脂，也有人使用豬油或奶油為基底。

自製的乳霜、軟膏完全未添加不必要的成分，使用起來安全又安心。

基底軟膏的簡易製作

以蜜蠟與植物油為基底的軟膏，只要配合使用需要，添加適當精油，就可以靈活變化運用。把基底軟膏的簡易製作方法學起來，可以發揮大用喔！

【材料】基底油（荷荷芭油、杏仁油等）：25毫升　蜜蠟：5克
複方精油：共計5滴（配方請見下頁）

【工具】量秤（用來量秤蜜蠟）
燒杯或量匙（用來量秤基底油）

盛裝軟膏容器（容量約30毫升）
耐熱燒杯或玻璃容器等（用來隔水加熱用）
竹籤（用來將材料攪拌均勻）
標籤紙（註明製造日期和適用症狀）

【作法】
①取適量蜜蠟與基底油，倒入耐熱容器，隔水加熱，並且用竹籤等攪拌溶解。
②溶解後，倒入盛裝軟膏的容器中。
③以竹籤迅速攪拌溶液，見開始反白，即可將複方精油滴入溶液中，再次快速攪勻。
④敲擊容器底部，把軟膏裡的空氣震盪出來，待涼以後加蓋封緊。

●精油配方調配建議●

＊感冒、喉嚨痛，適用所有鎮定需求（塗抹胸口、喉嚨、耳下）
薰衣草精油：3滴＋茶樹精油：2滴
＊咳嗽、花粉症、胸痛（塗抹胸口、喉嚨、鼻兩側或眉間）
尤加利精油：3滴＋薰衣草精油：2滴
＊緊張焦慮、失眠（塗抹胸口、手腕）
橙皮精油：3滴＋薰衣草精油：2滴
＊濕疹、皮膚搔癢、受驚嚇（在患部塗薄層、塗抹胸口）
羅馬洋甘菊精油：3滴＋薰衣草精油：2滴
※用於濕疹時，可用金盞花浸泡油（作法參見下頁）取代一半的基底油。

⑤在標籤紙上標示適用症狀、精油配方、製造日期等，貼於容器上。

＊調節蜜蠟與基底油比例，即可調整軟膏的硬度，請依照自己的喜好拿捏比例。

＊盡量在3個月內使用完畢。

＊使用前，請務必先進行過敏測試。

＊正在使用氣喘藥物者，請先諮詢醫師。

金盞花浸泡油

【材料】乾燥金盞花

基底油（橄欖油、火麻仁油、夏威夷果油等）

（※本草10克對100毫升基底油）

【工具】浸泡油用瓶　紗布　保存用遮光瓶

【作法】在消毒乾淨的瓶中，置入本草與基底油，讓本草完全沒入油中。

在陽光下曝曬約2星期，不時搖晃瓶身。當本草顏色褪去，就表示成分已經溶入基底油。以紗布過濾後，保存於遮光瓶內。

＊請保存於避光的陰涼處，1年內使用完畢。

＊依使用目的調整本草種類，例如洋甘菊用來美肌，止咳、鎮定用鼠尾草。

聖賀德佳的香堇花油

【材料】新鮮採摘的香堇花1把（或市售的乾燥香堇花2大匙）
橄欖油：250毫升

【作法】香堇花浸泡橄欖油中，1星期後，以咖啡濾紙或紗布過濾。

【用法】眼睛疲勞、頭痛時，塗抹於太陽穴、眼睛四周，加以輕柔按摩。

聖賀德佳的香堇花膏

【材料】香堇花油：30毫升　蜜蠟：6克　薰衣草精油：2滴

【作法】蜜蠟放入香堇花油裡，隔水加熱至溶化，移至耐熱玻璃容器中，加2滴薰衣草精油，輕輕攪拌均勻。

夏季的飲食

一、酷暑天的水分補給

高溫與燦爛的陽光為萬物帶來活潑生機，但也相對剝奪了身體必要的水分，導致各種機能失調症狀。夏日的水分補給，應一併攝取綠色能量與自然生命力（Viriditas）。

❶美容養顏：夏季美味冰茶（※材料標示的數字顯示分量比例）

【材料】洛神花（1）　玫瑰果（1）

【作法】預估所要製作的茶水量，先取一半水量，加入兩種花果材料，煮沸以後倒入耐熱玻璃瓶中，其餘半數水量以

洛神花（Hibiscus）

【學名】Hibiscus sabdariffa

【科名】錦葵科

【使用部位】花萼

【適應症】疲勞、食慾不振、便秘、感冒等

＊艷紅色的洛神花，富含檸檬酸、花青素等植化素，其特有的酸味能增進食慾、消除疲勞。

玫瑰果（Rose hip）

【學名】Rosa canina

【科名】薔薇科

【使用部位】偽果

【適應症】發燒、疲勞、便秘、感冒等

＊豐富的維生素C可以消除疲勞、增強免疫力，並緩解便秘，進而美容養顏。

冰塊取代。

＊如要添加蜂蜜等甜味，應在放入冰塊前先加好，並充分攪拌均勻。

＊請置於冰箱保存，1天內飲用完畢。

＊適用於美容養顏，或是在喝酒的第2天飲用。

❷幫助消化：飯後茶（※材料標示的數字顯示分量比例）

【材料】檸檬草（3）
洋甘菊（1）
薄荷（1）

【作法】茶壺中舀入1大匙芳香本草，注入滾水，加蓋悶3至5分鐘，即可飲用。

＊口味清爽的茶飲，在油膩的大餐後來1杯，可以助消化。

檸檬草（Lemongrass）

【學名】Cymbopogon citratus

【科名】禾本科

【使用部位】葉

【適應症】食慾不振、消化不良、腹部悶脹

＊外觀狀似茅草，散發檸檬香氣，泰國料理以其靠近根部的莖入菜調味。有促進子宮收縮作用，孕婦不宜食用。可美容養顏。

二、聖賀德佳的夏季花園廚房

春夏兩季是芳香本草成長最活躍的季節。燦爛陽光賦予青綠色植物旺盛生命力，鮮翠的色澤與生氣活力，讓聖賀德佳深深為Viriditas（綠色能量、自然生命力）而感動不已。以下食譜不僅營養價值高，還令人食指大動，讓我們大口攝取夏季滿滿的本草與蔬菜能量吧！

❶方塊沙拉（cubic salad）

【材料】

- 番茄：1大顆
- 洋蔥：1/8顆
- 鷹嘴豆（Chickpea）：50毫升
- 辣根（Horseradish）：少許
- 楓糖漿：1/2小匙（視口味喜好酌加）
- 芹菜：半株
- 檸檬汁：1大匙
- 鹽：1/2小匙
- 小黃瓜：1條
- 酪梨：1顆

【作法】①鷹嘴豆浸泡一晚（約8小時），篩網過濾水分，靜置待發芽。非生食主義者、無法接受生食者，可煮熟再食用。若要加以烹煮，可省略浸水步驟。

②番茄、小黃瓜、酪梨切1公分左右如骰子的方塊狀。
③芹菜切碎，洋蔥進烤箱烤過，與調味料混合均勻。
④加入方塊蔬菜拌勻，盛在鋪有生菜葉片的平盤上，即大功告成。

❷青醬櫛瓜義大利麵（4人份）

【材料】橄欖油：1/2杯　櫛瓜（取代義大利麵條）：2顆
新鮮羅勒：1杯　大蒜：3瓣　楓糖漿：1/2大匙
辣根：少許　白味噌：1.5小匙　胡桃：2/3杯

【作法】①蒜瓣剝皮、去芯。
②橄欖油、櫛瓜以外的材料都以攪拌機充分絞碎、攪勻。
③加橄欖油，輕輕攪拌均勻。
④櫛瓜以切條器刨成義大利麵狀的長條細絲（也可直接使用義大利麵條），與青醬拌勻、盛盤。

❸排毒果昔

【材料】西瓜：1/4顆　　檸檬汁：1/2顆榨汁（附帶1片檸檬薄片）

薑汁：1小匙　　南薑：1小匙

【作法】以上所有材料入攪拌機充分絞碎、攪勻。

❹芳香本草冰

【材料】水　　食用花（玫瑰、薰衣草、紫羅蘭、三葉草等）

【工具】製冰盤

【作法】①花瓣連同水一起加入方形製冰盤，放冷凍庫結冰。

②加礦泉水、淡色果汁、檸檬水等一起享用。

＊可做為飲料的冰塊使用，為夏季餐桌增添清涼意，裝點華麗色彩。

三、康普茶健康食譜

在日本，康普茶（KOMBUCHA的音譯）以「紅茶菌」之名廣為人知。而在歐洲各國，連同德國在內，康普茶被視為活菌健康飲料，有機商店等店鋪都有販賣，酸甜的滋味普遍受到歡迎。

以添加砂糖的甜紅茶培養而成的「紅茶菌」，雖有「菌」之名，但其實是乳酸菌、醋酸菌、酵母菌共同形成的共生複合體（譯按：學術名稱為「菌膜」），這些菌發酵而成的發酵液，就是康普茶。康普茶最初原產自蒙古，既是健康食品，也是發酵飲料，人們透過飲用康普茶補給酵素，活化腸道細菌，甚至用於製作甜點、沙拉醬等。

❶水果馬其頓（macédoine）

【材料】喜歡的水果（香蕉、蘋果、奇異果、鳳梨等）

葡萄乾：2大匙　奇亞籽（Chia seeds）：3大匙　康普茶：2杯

蕎麥：2大匙　接骨木花（Elder Flower）糖漿：2大匙

【作法】①在康普茶中加入奇亞籽，以湯匙攪拌約30秒左右，再加入葡萄乾，靜置片刻（靜置30分鐘以上，口感比較柔軟美味。也可以在前一晚預先做好，放置隔夜）。

②水果切適口大小（約0.5至1公分小丁或薄片）。

③水果盛盤，淋上①。

④將蕎麥灑在水果盤上。

＊生蕎麥必須泡水1晚，濾乾靜置使其發芽，再以食物乾燥機加以乾燥。

❷聖賀德佳的薑汁啤酒（3至4人份）

【材料】生薑：1塊　溫開水：40毫升

砂糖：4大匙　楓糖漿：視口味喜好酌加

康普茶或天然酵母（也可用乾酵母取代）：1匙

長胡椒（又稱蓽茇，也可用黑胡椒取代）、肉桂、南薑、肉豆蔻（nutmeg）、丁香、小荳蔻（Cardamom）、除蟲菊：各少許

【工具】已消毒的乾淨空瓶（容量約1公升）

【作法】①砂糖放入空瓶中，注入溫開水，溶解砂糖。

②將其他材料加入瓶中。

③一兩天後，開始出現微微的氣泡。一旦發酵，甜味會自然消失，可依個

人喜好，加入楓糖漿調味。

*炎熱的夏天發酵快，應注意掌控時間。甜味消失，充滿氣泡，就表示發酵完成。

*濾茶器過濾，盛裝於玻璃杯，夏天加冰塊飲用，風味更佳。

❸康普茶小冰磚

【材料】康普茶：3大匙　水：200毫升　橘子汁等果汁：200毫升

龍舌蘭糖蜜：視口味喜好添加

【工具】製冰盒

【作法】①康普茶和果汁以1：1的比例調配，倒入製冰盒中冰凍。

②結凍後，盛盤，待冰塊稍微溶解，以湯匙或叉子簡單戳攪冰塊成剉冰，依個人喜好添加龍舌蘭糖蜜享用。

*將冰塊直接加水飲用，就成調味水（flavoured water）。爽口的酸味，為酷暑帶來一絲清涼意。

❹康普茶沙拉醬

【材料】康普茶：1大匙　優格：4大匙

鹽、大蒜、洋蔥粉、楓糖漿、醬油、巴西利細末：各少許

【作法】以上所有材料充分攪勻即可。

*德國人常用的優格沙拉醬，深受兒童喜愛。

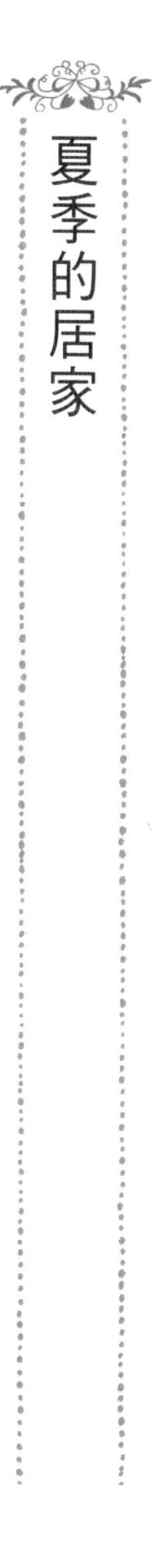

夏季的居家

一、夏季的香氛

精油當中，不乏具有驅蟲作用（昆蟲忌避作用）者。這是無法自己驅趕昆蟲的植物，用來防止蟲害的天然成分，也是大自然的智慧。

皮膚分泌增多的季節，利用富含驅蟲成分的精油做成防蟲噴霧，可以保護自己和家人遠離蚊蟲螫咬。

❶戶外驅蟲噴霧：香茅＋薰衣草＋胡椒薄荷

【材料】精製水：90毫升　無水酒精：10毫升
香茅精油：10滴　薰衣草精油：8滴　胡椒薄荷精油：2滴

【工具】玻璃燒杯等（計量用）　耐酒精噴霧瓶（100毫升以上）

【作法】①分別量妥無水酒精和精油分量。

②將①倒入玻璃燒杯，充分混合均勻後，注入噴霧瓶中。
③加精製水，再次混勻。
＊每次使用前先搖晃均勻。
＊避免接觸黏膜等敏感部位。
＊存放於陰涼處，2至3星期內使用完畢。

❷夏季止癢膏：茶樹＋薰衣草＋羅馬洋甘菊

【材料】凡士林：20克　荷荷芭油：40毫升
茶樹精油：2滴　薰衣草精油：2滴
羅馬洋甘菊精油：2滴

【工具】盛裝油膏容器

【作法】凡士林與荷荷芭油混合，加入精油再次混勻。

＊存放於冰箱保存，油膏可能硬化，但品質不變。
＊請在2星期內使用完畢。

香茅（Citronella）

【學名】Cymbopogon nardus

【科名】禾本科

＊原產於斯里蘭卡，生命力強，可長到1公尺高。有良好的昆蟲忌避作用，是天然驅蟲劑，也用於肌膚保養。具有除臭、防臭（deodorant）效果。

---

❸聖賀德佳的本草浴：杜松子＋迷迭香＋乳香＋月桂葉

對付夏季的多汗黏膩，本草浴是一劑良方。將洋甘菊、薰衣草等芳香本草裝進布袋裡，浸泡在浴缸的熱水中，頓時滿室生香。提神醒腦的薄荷、香氣清新的月桂葉也都適合用來泡澡。擔心肌膚對本草敏感的人，可以將本草包放進洗臉槽，注入熱水，熱氣薰蒸帶出怡人氣息，也能夠享受舒暢的香氛效果。

夏天的浴室格外悶熱，不少人草草洗個三分鐘戰鬥澡，就趕緊奪門而出。但其實，好整以暇地泡個澡，反而可以達到快速消除疲勞的功效。

【作法】杜松子和迷迭香搗碎，加入用研磨缽輾磨的乳香粉末，最後再添加切碎的月桂葉，用布包包妥，置入浴缸裡，放熱洗澡水。

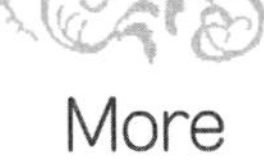

More

薰香的四大元素與香氣能量

德國的有機超市和自然療法商店，往往設有薰香商品區，裡面陳列芳香本草與樹脂等香材調合的香品、使用簡便的香爐、日本的線香等。自古以來，薰香文化就普遍存在世界各地，時至今日，天主教會在望彌撒之際，仍會使用薰香。日本的神社、佛寺等，也隨處可見薰香。

薰香可以令人同時感受水、土、火、風四大元素的能量。

使用薰香必須點火，因此用到「火」元素，而樹脂、芳香本草等香材原料來自「土」元素，裊裊升起的香煙與擴散的香氣是「風」元素，製香過程還必須使用到「水」元素。

以下介紹補益不同元素的香材作法。

「水」作用於情感，賦予想像力和創造力。

「土」是物質世界的象徵，能強化現實感、深化對生命的認知。

「風（空氣）」作用於理性，具有明晰思緒和淨化作用。

「火」是溫暖與能量的根源。

水（釐清思維、淨化理性）

（※使用乾燥的本草，以下配方約為10次的用量，以下皆同）

【材料】杜松子：2顆　迷迭香：1/2小匙

乳香：1小匙　月桂葉：1/2小匙

【作法】杜松子、迷迭香磨碎，乳香以研缽研成粉末，混勻。最後加入切碎的月桂葉。取藥匙1匙，放在炭火上烘烤。

＊香氣清新的複方，強化預言感知力、釐清思緒，有助於做預知夢。

土（強化現實感、深化對生命的認知）

【材料】沒藥（Myrrh）：1/2小匙　茴香：1/4小匙

八角（star anise）：1/2小匙　安息香：1顆

【作法】沒藥、茴香研成粉末，安息香碾碎後添入，最後再加八角碎末。取藥匙1匙，放在炭火上烘烤。

＊能量強大的複方，能賦予人腳踏實地的力量。辛辣中帶香甜的優雅氣韻。

火（能量之源）

【材料】肉桂：1/2小匙　檸檬草：少許　乳香：1小匙

【作法】所有材料研成粉末，或至少研碎，混合均勻。取藥匙1匙，放在炭火上烘烤。

＊賦予能量，給予溫暖，是氣味細緻而香甜的複方。

風（作用於情感，賦予想像力與創造力）

【材料】小豆蔻：2顆　杜松子：2顆

薰衣草：1/2小匙　安息香（benzoin）：1小匙

【作法】安息香以外的所有材料用研缽研成粉末，最後加入安息香，再次研磨。取藥匙1匙，放在炭火上烘烤。

＊洗滌思緒、開朗心情。

除此之外，芳香本草茶的本草，或是漫步森林時隨手撿拾的樹脂、木片，乾燥後也可以做為薰香的香材，放在香爐中點燃，裊裊煙氣，連結天與人，細緻的香氣為我們營造舒心的氛圍。

樹脂、香木、芳香本草，如果只是擺放著，本身並不會釋出香氣。但是將它們置於燒紅的木炭上烘烤，人人都可以感受其芬芳和蘊含的能量。

聖賀德佳在著作中寫道：

「一份茴香對四份蒔蘿，輾成粉末，置於用火燒熱的紅磚上做為薰香，以鼻吸入煙氣，可以治鼻水。」

「乳香的香氣能淨化大腦，具有明目功效。」

「薰烤紫杉的煙氣，可以穩定和淨化鼻病、胸腔疾病患者的體液。」

【參考】《薰香的療癒——高貴樹脂、本草、辛香料之焚香實用指南》（癒しのお香——高貴な樹脂・ハーブ・スパイスを楽しむインセンスガイド）作者 Brandl Karin，長谷川弘江監修，畑澤裕子翻譯，產調出版，二〇〇四年。

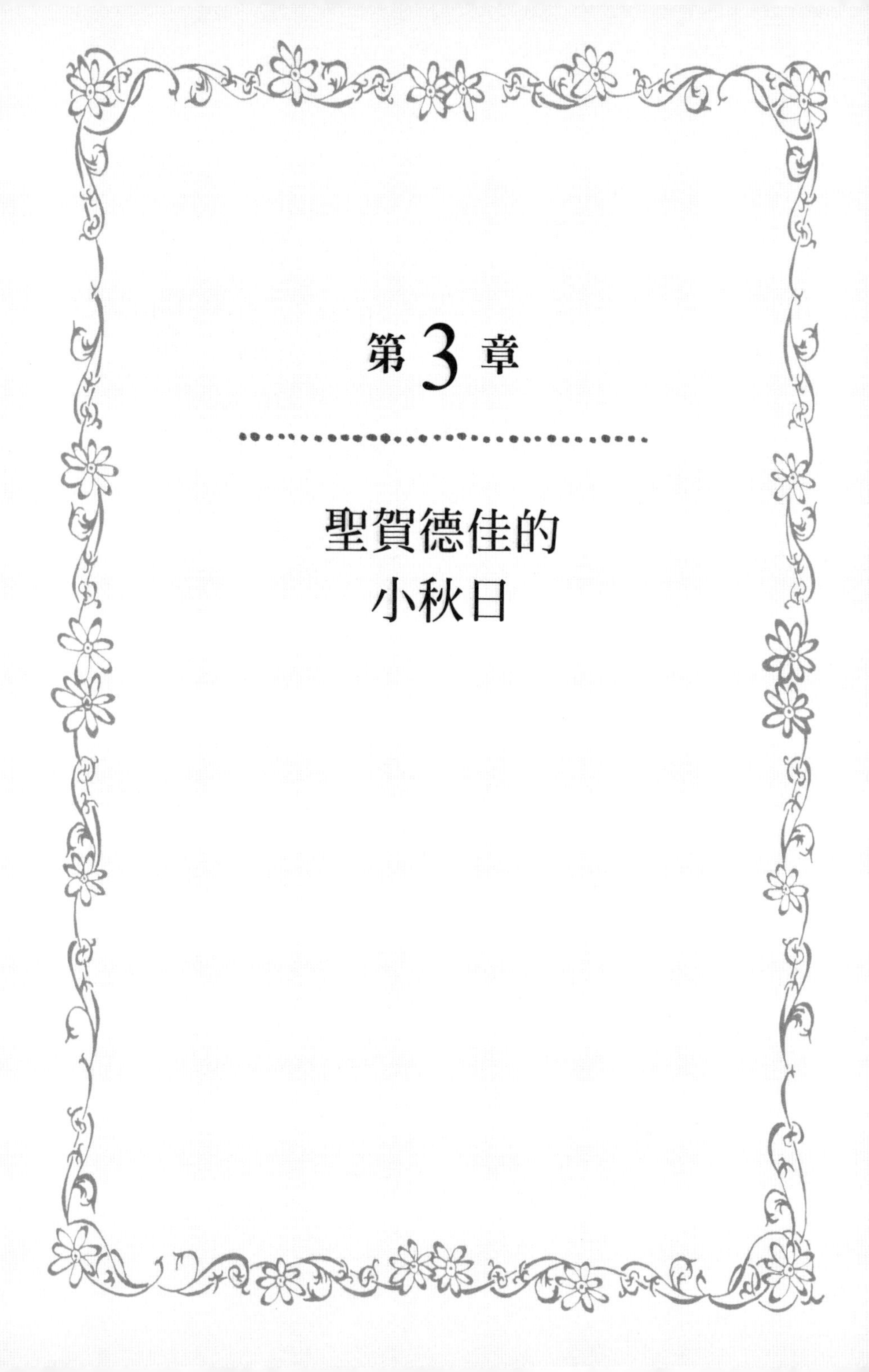

第 3 章

聖賀德佳的
小秋日

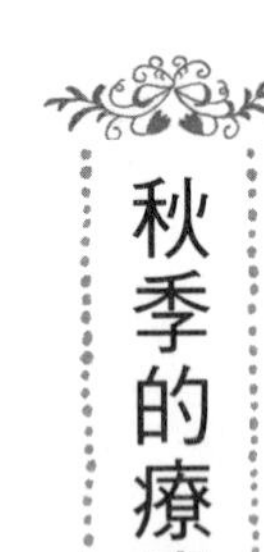

秋季的療癒

在德國秋天的森林裡漫步，大自然會備好禮物等著你。除了採摘核桃（Walnut）、榛果（Hazelnut）、栗子（Chestnut），還有採集漿果（Berry）、菇蕈，也別有一番樂趣。現摘的核桃尤其鮮甜美味。樹林裡，不時可見準備過冬的野鼠和松鼠忙進忙出的身影。如果你豎耳傾聽，會聽見片片紅葉蕭蕭落下，猶如秋日的呢喃。

一、聖賀德佳冥誕紀念日

秋季伊始的九月十七日，是聖賀德佳的冥誕。她當年所創立的教堂，每年都會在這一天舉辦盛大紀念，開放外界瞻仰聖賀德佳遺骨的聖櫃。仰慕聖賀德佳的天主教信徒來自全球各地，大家得以親手觸摸用刺繡、寶石裝飾的聖櫃。瞻仰的信徒魚貫列隊，來到聖賀德佳的跟前傾訴，撫觸聖櫃，對著她祈禱。

在莊嚴寧靜的氣氛中，與聖賀德佳展開心靈對話。

日復一日的忙碌生活裡，擁有沈澱心靈的祈禱時刻至為重要。聖賀德佳的自然療法，引領人們在日常時時自我療癒，療癒的同時，也是和大自然連線。她教世人心懷感恩與靜心思考，這是為了他人、為了所愛之人、為了我們的地球而祈禱的寧謐時刻。

二、修道院與女性

中世紀的修道院既是人們祈禱與信仰的中心，也是照顧病人與傾聽人們心中煩惱的療癒處所，這些服務就成為修女們的侍奉工作之一。聖賀德佳主持的修道院裡，留下許多「心理諮商」記錄，除了男性，還有尋常百姓乃至王公貴族等遍及社會各階層的婦女。

不但如此，年幼的少女們進入修道院接受教育，成為修女，在此奉獻她們的一生。聖賀德佳長年過著清一色只有女性的團體生活，她在書中寫下大量女性特有的疾患，這一書寫特色顯見她十分用心觀察女性，並且守護著女性的身心靈健康。名留青史的自然療法大家幾乎都是男性，因此聖賀德佳對女性的照顧顯得彌足珍貴。

聖賀德佳對女性的月經、分娩、個性類型特徵，以及更年期等特有的心理問題，都有明確記載，不只分析原因，也有照料方法。這些見解與護理功效，即使是現代的臨床醫療和科學，也多半予以肯定。

三、女性特有的生理困擾

月經是生命力的象徵，為了協助女性安適度過月經期，聖賀德佳寫下了經期的芳香本草照護。

對於女性特有的生理困擾（月經、更年期、經前症候群等），聖賀德佳把原因指向「體寒」，她說「體寒是萬病之源」。聖賀德佳的自然療法也對這些症狀提出建議，她選擇溫性、乾性的本草為治療主力。聖賀德佳主張，治療成效的關鍵就在於「放鬆」與「溫暖身體」。現代人可以利用瑜伽等緩和的運動，紓緩身心緊繃，並且以溫熱的香草茶補充水分。

飲食上，多攝取鐵質含量豐富的食材預防貧血。聖賀德佳的自然學說推崇德國洋甘菊和西洋蓍草的香草茶，異株蕁麻也是理想的保健本草，它們都是在上一章的夏季保健裡出現過的「聖母瑪利亞的本草」。

聖賀德佳認為，「子宮」即「宇宙」。中世紀的人還沒有宇宙的概念，但是聖賀德佳在天主降下的強光中領受天啟，理解到宇宙與人之間的連結，將孕育生命的「子宮」和「宇宙」的概念交疊重合。

地球的誕生來自宇宙的存有，人類在這顆地球上歷經幾億年的漫長進化；而宇宙裡的地球，彷彿是一顆卵子，如同卵子與精子結合，誕生了人類，萬物和宇宙其實息息相連。

地球存在於無盡的宇宙裡，生養著萬物，岩石、花草樹木、蟲蟻鳥獸等，全都因著地球的誕生而得以進行各式各樣的融合，存在於天地之間。我們都出自同一本源，請善待這個存在自己體內的小宇宙、這個孕育生命的子宮。

❶緩和經痛：本草坐浴（※本草可用乾品，也可用鮮品）

【材料】山桑子（Bilberry）：3小匙　西洋蓍草：1小匙
芸香（common rue）：1小匙　馬兜鈴：2小匙

【作法】①將本草煮成汁液，倒入浴缸中泡澡。

②身體泡暖以後，用毛巾包裹煮過的本草渣，以熱水浸濕，鋪在浴室的小椅子上。人坐在熱毛巾本草包上，直接溫敷私密處與肚臍四周。

❷溫暖身體：牛至胡椒紅酒

【材料】丁香：1小匙　牛至（oregano）：1大匙

白胡椒：少許　紅酒：250毫升　蜂蜜：視個人口味添加

【作法】將材料以研缽或研磨機研碎，加入紅酒煮熱，視個人口味添加蜂蜜調味。

＊飯前或飯後飲用。

❸經痛久久不癒的各種照護

＊亞麻布冷敷：亞麻布浸冷水，敷在大腿和小腿上。

＊常春藤溫敷：水煮常春藤（Ivy），將溫熱的葉片貼在大腿和肚臍四周。

＊藥水蘇紅酒：藥水蘇（Betony）浸泡紅酒，大約2星期完成，每次少量飲用。

＊紅石榴：：歐洲人把紅石榴視為女性的恩物。帕拉塞爾蘇斯（Paracelsus）①提

出的「形象學說」，主張「植物的外形是上帝給予人類的指引」，也就是從植物的外觀特徵，即可判斷其藥用功效，因此能夠「以形補形」。例如，石榴的外觀狀似女性的子宮，其種子果然富含女性荷爾蒙。

＊按摩：用雙手輕柔按推腿、腹、胸、手臂血管。使用香氛精油也有效果（香氛的使用方法請參照第一〇九頁）。

四、聖賀德佳的寶石療法

聖賀德佳將寶石的神秘力量應用於臨床治療。她說：「寶石具有能量，其中蘊含著上帝奇蹟的力量，可以成就許多事。」

---

① 一四九三至一五四一年，中世紀德國文藝復興時期的瑞士醫生、煉金術士和占星師，因自認為比羅馬醫師凱爾蘇斯偉大，於是自稱「帕拉塞爾蘇斯」。他確立了物質的三元素理論，認為人類是由靈魂（硫磺）、精神（水銀）、肉體（鹽）三元素構成。一生留下三六四篇論文，最有名的「帕拉三部作」，分別是奇蹟醫書、奇蹟醫糧、奇蹟醫術。傳奇的成就也被今人融入大眾文化元素，成為漫畫、手遊裡的魔法師角色原型。

寶石誕生自地球的地殼變動，歷經悠久的歲月洗禮才得以成形。自古以來，寶石始終在全世界各地方文化中扮演著療癒的角色，也是重要儀式裡的媒介物。地球的地殼變動，需要天體、氣候、地理等各方條件俱足，而誕生自這一背景下的寶石，蓄積著世世代代的能量，已經遠遠超越人類所能感知的時間與空間限制。

不只是地球，宇宙裡的所有原子，都是在恆常的震動中構成物質。其中，寶石的震動波與人體細胞內的原子震動波相近，因此寶石可以用來治療肉體病痛與心理問題。寶石的療癒能量，早在人類誕生的遠古時代，就以「威力石」（power stone）的形式，受到人們喜愛。聖賀德佳說，寶石只能為善良、誠實、有益於人的行為所用，它們拒絕為惡意的行為服務。

聖賀德佳在修道院為人進行療癒的寶石，大約有二十三種，以下介紹其中十種寶石，以及方便日常使用的簡易保健法。

＊本書選用容易入手的寶石，以及適合家常使用的簡便方法。請在水晶寶石商店購買原石或打磨好的寶石。

＊為強化寶石本身的能量，請在使用後為它們做日光浴，並且以流水清洗，加以淨

化。

❶吸收寶石能量：寶石水

想要吸收寶石能量，最簡易的作法就是泡製寶石水。

【作法】①玻璃杯盛裝100毫升的水（可使用剛汲取的湧泉），寶石置入杯中，直射日光2小時。

②當天如果沒有陽光，請在煮沸殺菌後的琺瑯鍋裡加水，放入寶石加熱10至15分鐘。煮好的寶石水注入遮光瓶裡保存，外用內服皆可。

＊如需要長期保存，請加入50毫升酒精（也可使用白蘭地、琴酒、威士忌等酒精濃度高的烈酒）。

❷眼睛、甲狀腺、腸胃、心臟：白水晶（Rock Crystal）

☆眼前蒙霧：白水晶在陽光下曬熱以後，覆蓋於眼皮上。

☆頸部腫瘤、甲狀腺問題：白水晶在陽光下曬熱以後，白天或是一整夜貼於患處。

☆扁桃腺肥大、咽喉腫大：白水晶在陽光下曬熱以後，浸泡於紅酒中，小口啜飲。腫大的患部以白水晶按摩。

☆胃腸功能紊亂、心臟問題：白水晶在陽光下曬熱以後，浸泡於水中二十四小時，做成白水晶水，飲用和做飯時使用。

❸紓緩焦慮：玉髓（Chalcedony）

☆紓緩緊張焦慮：上臺發表或演講前，放進隨身的口袋裡，或是握在手中，還是做成項鍊配戴，有助於穩定心緒，從容以對。

❹順利生產：碧玉（Jasper）

☆聖賀德佳說：「新鮮的空氣會帶來成長，破壞體液中的疾病。」

☆守護生產的平安符。

❺亞健康、頭痛：紅寶石（Ruby）

☆聖賀德佳說：「誕生自月蝕的紅寶石，蘊含月亮與太陽的力量。」

☆身體功能失調：紅寶石敷貼於肚臍上，由於其強大的能量可驅動所有的內臟，因此只要稍微感到能量變化，就必須立刻將紅寶石移開。

☆頭痛、頭部神經痛：紅寶石貼於頭頂，身體一感到暖和便立刻將紅寶石移開。

❻美化肌膚：紫水晶（Amethyst）

☆聖賀德佳說：「太陽周圍出現光輪時，紫水晶便開始成長。」

☆肌膚斑點、美化肌膚：用唾液沾濕紫水晶，一天多次按摩斑點部位。或是將紫水晶放在濾茶器中，沖熱水，再將紫水晶浸泡在沖過紫水晶的熱水中，做成紫水晶水，每天早上用紫水晶水洗臉。

☆腫瘤：用唾液沾濕紫水晶，一天多次按摩患部。

☆蚊蟲咬傷：用紫水晶按摩紅腫部位。

❼減緩焦躁情緒：鑽石（Diamond）

☆惡意、忌妒、焦躁不安：將鑽石含在口中。

☆節食、斷食：無法控制食慾時，將鑽石含在口中。

❽紓緩壓力：瑪瑙（Agate）

☆聖賀德佳說：「瑪瑙是火、水、風鑄造而成的寶石，其性質帶來才能與見地。」

☆精神壓力、感受到心理壓迫：做成項鍊墜子等，貼身佩戴。

☆人際關係：隨身配戴，令人靈敏有智慧，能夠巧妙應對人際關係。

❾痛風、帶狀皰疹：藍寶石（Safaia）

☆象徵指引智慧的完整之愛。

☆眼睛問題、麥粒腫：以手溫熱藍寶石，早晚敷貼於患部。或將藍寶石含在口中，把上面附著的唾液塗抹於眼皮。

☆痛風、帶狀皰疹等全身神經性疼痛：口含藍寶石。

☆需求增長智慧、ADHD（注意力不足過動症）、學習障礙：晨起後，立刻將藍寶石含在口中，然後煮沸少量葡萄酒，將藍寶石置於濾茶器上，澆淋滾熱葡萄酒，重新把葡萄酒沾濕的藍寶石含在口中。

❿頭痛、發燒：綠寶石（Emerald）

☆聖賀德佳說：「植物在太陽光的強力照耀下，猶如羔羊吸奶，奮力吸收綠色生命力。」正如同綠寶石本身閃耀的碧綠色光芒那般，其中蘊含著太陽和綠色能量，對人體發揮充電功能。

☆流行性感冒引發的頭痛、發燒：口含綠寶石，或做成項鍊貼身佩戴。

⓫減緩發燒、腹部疼痛：黑瑪瑙（Onyx）

☆聖賀德佳說：「悲傷的情緒來襲時，先凝視黑瑪瑙，然後含在口中。沉重的心情可以獲得療癒力量。」

☆發高燒：黑瑪瑙浸泡食用醋五天，把醋用於沙拉、飲料、烹調。

☆眼疾：黑瑪瑙浸泡葡萄酒一個月，取出黑瑪瑙，睡前將葡萄酒塗抹於眼皮上。

☆心臟、肚子的兩側疼痛或疾病：雙手握黑瑪瑙，或直接敷貼於患側加以按摩。

More

女人寵愛自己的七個小方法

①補給營養：斯佩爾特小麥

聖賀德佳盛讚斯佩爾特小麥是「淨化體內的健康軟膏」，不僅營養價值高，而且效果宏大。可以煮成粥，也可以做成餅乾等點心，用法千變萬化。

②喜悅與生命的象徵：扁桃仁（almond）②

生扁桃仁可以做堅果奶（作法參見第一五八頁），榨過的殘渣還可以加入餅乾、麥粥等再利用。

③本草入菜，藥食同源

將本草當做辛香調味料，加入三餐的烹調中使用。最常用的有除蟲菊、南薑、牛膝草（hyssop）茴香、甘草（licorice）、巴西利、肉荳蔻、肉桂、薑、一串紅（Salvia）、薄荷、羅勒、荳蔻、孜然、丁香等。

④讓寶石的能量常伴每天的生活

寶石是聖賀德佳療法的代表。寶石之光具有療癒心理、肉體與靈魂的力量，最簡便的使用方法，就是浸泡在飲用水中，做成寶石水（作法參照第一五一頁）。

⑤日常保健：葡萄酒水

葡萄酒加溫，調入等量的水飲用，具有維持健康的功效。

⑥呵護肌膚：紫羅蘭面霜

廣泛應用美容、保健，請務必以手工製作（作法參照第一二五頁）。

⑦安撫悲傷情緒：異株蕁麻按摩

感到悲傷難過時，取異株蕁麻搗碎後的汁液按摩太陽穴。也可用異株蕁麻泡茶，或做菜調味，在日常生活中多樣化利用。

②一般常誤將 Aalmond 稱為杏仁，但其實杏仁是 Apricot，為中藥材之一，大小如指甲，呈扁平狀，顏色乳白。市面上常見的堅果零嘴 Almond，正確名稱是「扁桃仁」，又稱「美國大杏仁」。

秋天的飲食

一、溫暖身體的秋季餐桌

每年的豐年慶典一過，清晨可見白色霧氣氤氳升起的季節，樹木就開始結果了。雖然是小小的果實，卻蘊藏無限能量，這是生命繁衍下一代的能量泉源。

以下介紹的本草與樹木果實，在節氣轉寒之際，都能為我們溫暖身體。

❶扁桃仁奶（3人份）

【材料】生扁桃仁：1杯　水：2杯　楓糖漿：視個人喜好添加

辛香料（肉桂、南薑、豆蔻等）：視個人喜好添加

【作法】①生扁桃仁泡水1晚（藉由泡水，釋放出果仁中抑制發芽的成分，並催化果仁裡促進發芽的植化素營養，方便人體吸收）。

②浸泡生扁桃仁的水務必丟棄（或是廢物利用，澆觀葉植物），另加2杯

新鮮的水。

③以攪拌機充分打成汁，用紗布過濾。

④視個人喜好添加楓糖漿、南薑、肉桂等。

＊過濾後的渣滓，可加入餅乾或小麥粥烹調食用。大約添加3到4杯左右為宜。

＊堅果請使用自然乾燥的生果。泡水1晚，可使堅果釋出酵素抑制成分，提高人體對堅果營養的吸收率。

❷斯佩爾特小麥沙拉（2至3人份）

【材料】斯佩爾特小麥全穀顆粒：150克　蘋果：1顆

喜愛的蔬菜（萵苣、美生菜、菠菜、番茄等）：300克

沙拉醬（紅酒醋1大匙、火麻仁油或葵花油等植物油3大匙、蜂蜜1小匙、黃芥末少許、南薑少許）

【作法】①斯佩爾特小麥水煮10至15分鐘至口感彈牙的軟硬度，濾網撈起，過水清洗，加少許鹽巴調味。

②蘋果洗淨後，切一口大小，備用。

③蔬菜洗淨後，略撕小塊，濾乾水氣，備用。

④在沙拉的大碗內放生菜和蘋果，灑上斯佩爾特小麥熟粒，再淋沙拉醬汁。

❸西洋芹濃湯（4人份）

【材料】洋蔥：半顆　馬鈴薯：2顆　鹽：少許

西洋芹：1棵　巴西利：2支　昆布：10公分

水：600毫升

【作法】①洋蔥切碎末，煎成金黃色備用；馬鈴薯削皮，切成小方塊；芹菜莖切2公分左右小段，葉片切碎末。

②巴西利與①入鍋中，加水高度至鍋內材料的一半左右，少許鹽巴調味，蓋鍋蓋，小火蒸煮。

③蔬菜煮軟，散發香甜氣味以後，加水，與昆布同煮約5分鐘。

④篩網過濾③，留下濃湯。或是待鍋溫稍涼以後，用攪拌機打勻至濃稠狀。

⑤回鍋加溫，再以少許鹽巴調味，即大功告成。

❹南瓜圈（4人份）

【材料】南瓜：350克　洋蔥（小）：半顆　鹽：少許

青蔥：2支　昆布：10公分　黑胡椒：1/3小匙

橄欖油：少許　醬油：少許　肉豆蔻、南薑：少許

大蒜：1至2瓣　水：600毫升

鴻禧菇、香菇等喜愛的菇類：300克

【作法】①南瓜去籽，切薄片；洋蔥切薄片。

②將①的食材放入鍋中，加2大匙水、昆布與少量鹽巴，加蓋蒸煮。過程中嘗試味道，視狀況加足鹽巴調味。

③水分蒸發、食材軟化以後，淋少許醬油，充分輾壓成泥。

④整叢菇蕈拆成一棵棵（香菇則切成半公分厚片），入鍋中，加2大湯匙的水，水炒至軟。

⑤青蔥切段、大蒜切碎末，入鍋與菇蕈同炒，加少許鹽巴調味。待水分炒乾後，加肉豆蔻、南薑、黑胡椒。

⑥關火，淋少許橄欖油。

⑦圓形模具放置盤子上，將③分成四等份，填滿模具，最後蓋上⑥，拿開模具，完成美味南瓜圈。

❺薑汁奶油西洋梨水果盤（4人份）

【材料】西洋梨：2顆　紅酒：600毫升　蜂蜜：2大匙

辛香料（南薑、肉桂、牛膝草、丁香）：少許

【作法】①西洋梨去皮。

②西洋梨浸入紅酒中，加辛香料與蜂蜜，中火慢慢燉煮至軟。

③整鍋西洋梨紅酒汁放置1晚。

④上桌前，將西洋梨切薄片，攤開擺盤為圓形花朵狀，裝飾薑汁奶油（作法請見左頁），即可享用。

＊浸漬西洋梨的紅酒，可當做熱紅酒飲用。

❻薑汁奶油

【材料】生扁桃仁：半杯　生腰果（Cashew nuts）：半杯

生薑：1片　龍舌蘭糖蜜：少許　水：少許

【作法】①生扁桃仁與生腰果泡水1晚；生薑磨泥，全部放入攪拌機打成霜狀。

②視個人喜好，加入龍舌蘭糖蜜等調味。

❼聖賀德佳的辛香配方

【材料】茴香粉：1小匙　乾燥巴西利：1大匙　除蟲菊：1/2小匙

一串紅：1小匙　南薑：1大匙

大蒜粉：1大匙　黑胡椒：1/2小匙

【作法】所有材料放進塑膠袋中混合均勻。

＊當做香草調味鹽（herb salt）使用時，請加入適量海鹽。

二、秋季的暖身薰衣草飲料

聖賀德佳推崇薰衣草紅酒與薰衣草蜂蜜的養肝功效，認為薰衣草淡雅的香氣飄散在廚房裡，可以為全家帶來幸福氛圍。薰衣草蜂蜜口感溫和，小朋友也容易入口，最適合寒風乍起的秋天飲用。

一說到德國的秋天，就會聯想起美味的葡萄豐收季。聖賀德佳當年主持的修道院，就位於萊茵河畔的艾賓根，修道院所在的小山丘上，滿是葡萄園，隨處都可眺望萊茵河。這一帶從中世紀開始，就是葡萄酒的著名產地，修道院的店鋪，也販賣修女們親手釀製的自家葡萄酒。好奇詢問她們的日常生活，修女們會興高采烈的與你分享每天如何唱誦讚美詩，過著忙碌而充實的日子。這裡至今仍保留每星期飲用葡萄酒數次的習慣。

❶薰衣草蜂蜜

【材料】水：300毫升　　乾燥薰衣草花朵：3至4大匙

蜂蜜：1大匙　　檸檬汁：少許

【作法】①乾燥薰衣草花朵加水，小火熬煮。

②見水沸騰即熄火，加蜂蜜，以木製湯匙攪拌至蜂蜜溶解。
③待稍微降溫後，以紗布過濾，加檸檬汁，趁熱飲用。

❷薰衣草紅酒

【材料】紅酒：1杯
薰衣草花朵（乾品或鮮品皆可）：3大匙

【作法】①紅酒與薰衣草花朵下鍋同煮。
②沸騰即熄火。
③過濾後存放瓶中，置於陰涼處。

＊每天飲用1小杯，連續喝1星期。

秋天的居家

一、使用安眠本草平衡身心

送走生機蓬勃的夏天，草木變色，落葉紛紛，秋天寂寥的氣息，連小朋友的心情都受到影響，不自覺變得黏人。這時可以善用平衡身心的本草，穩定孩子不安的情緒。

❶穩定情緒：西洋菩提下午茶

（※材料標示的數字顯示分量比例）

【材料】西洋菩提（2）
檸檬香蜂草（1）
玫瑰（2）

【作法】茶壺放入1大匙本草，滾水

香蜂草

【學名】Melissa officinalis

【科名】唇形科

【使用部位】葉

【適應症】因為情緒緊張、思慮過度引發的胃腸功能失調，失眠、頭痛等。

＊香氣近似檸檬，又稱檸檬香蜂草，可鎮定歇斯底里、受驚嚇的紊亂情緒。

沖泡，加蓋悶3至5分鐘即可。

❷穩定孩子情緒：德國洋甘菊晚安茶

【材料】德國洋甘菊（3）

西洋菩提（1）

【作法】茶壺放入1大匙本草，滾水沖泡，加蓋悶3至5分鐘即可。

玫瑰

【學名】Rosa gallica

【科名】薔薇科

【使用部位】花

【適應症】神經過敏、腸道功能失調等

＊華麗的香氣可一掃頹廢、恐懼的低迷情緒，還能夠消解怒氣。略帶苦味的成分，可調整消化系統功能。聖賀德佳說，無論內服外用，不問配方內容，玫瑰都能搭配所有處方，即便只是少量添加，也足以明顯強化處方的功效。

西洋菩提（西洋椴）

【學名】Tilia europaea

【科名】椴樹亞科

【使用部位】葉、花

【適應症】感冒、咳嗽、失眠、緊張等

＊淡雅的香甜氣味，能安撫失眠與緊張不安的情緒，可做為午後或休息前的茶飲。其發汗、利尿的作用，對紓緩感冒初期症狀也有效。

二、秋天的香氛，調節自律神經

居家香氛的使用，讓生活環境中淡淡飄散自然本草香，不必刻意進行任何療程，只是身在其中，就能夠吸收療效。一覺睡醒全身不舒爽、或是晚上睡不好的人，早晚的居家香氛與規律的生活作息，有助於解決睡眠障礙。暑假生活懶散，無法矯正熬夜的惡習，不妨利用香氛重新設定自己的生理時鐘。

人體配合地球的自轉，而有一天二十四小時的晝夜生理節律，體溫、血壓、荷爾蒙分泌等，都有規律的週期變化可循，稱為「近日節律」（circadian rhythm）。精油的香氣作用於人體自律神經，能夠調節失序的生理時鐘，有助於恢復正常的休息與活動節奏。

❶提神醒腦：檸檬＋胡椒薄荷

【材料】檸檬精油：2滴

胡椒薄荷精油：1滴

【作法】使用精油燈或擴香器。家中如果

檸檬

【學名】Citrus limon

【科名】芸香科

【使用部位】果皮

【適應症】感冒、咳嗽、失眠、緊張焦慮等

*清新怡人的香氣最適合用來提神醒腦。具有抗菌作用，應用於廚房的清潔噴霧等十分便利。接觸肌膚使用時，應留意光毒性。

沒有這些用具，可以把精油滴在易於滲透的胡桃殼或面紙等，置於小碟子，
早晨放在家人進出的客廳等處，夜晚放在枕頭邊。
＊使用精油燈點燃明火時，注意周圍不可放置易燃物。就寢時，務必熄滅明火。

❷安眠：薰衣草＋佛手柑

【材料】薰衣草精油：2滴
佛手柑精油：1滴
【作法】同❶的「提神醒腦」香氛。

❸預防暈車暈船：胡椒薄荷

秋高氣爽出遊天，出遊旅行，免不了搭乘長途交通工具。來自媽媽的香氛小物猶如護身符，一路守護孩子歡樂的旅程。
【作法】在手帕等隨身物品點1滴胡椒薄荷精油，摺疊在內面，收入衣服口袋裡，
出門隨身攜帶。

More

女性的「強韌」體現了弱者存在的價值

九百年前，一般女性毫無地位可言，是標準的社會弱勢。聖賀德佳終其一生病體孱弱，她斬釘截鐵的說，「我不過是個缺乏教育的柔弱女子，」但是，「正因為如此，天主揀選了弱勢的我，把訊息傳予我。」

她的言論觀點奠基於天主和信仰，完全脫離社會大眾既定的認知和價值觀。善哉其言，超越男女性別限制，上至王侯將相和僧侶，下至平民百姓，都深受她的言語鼓舞和影響。

聖賀德佳大力闡揚天主的愛並無男女分別，宇宙與世界都在天主的愛之中合而為一。儘管是身處中世紀社會裡的一介女流，卻能夠贏得眾人的信服。聲望卓著的聖賀德佳，最終說服了堅決站在反對立場的院長，而從男性主掌大權的修道院中獨立出來，創立女修道院。人們紛紛投入她的門下，反倒是院長主持的修道院在數年後破產。

聖賀德佳深知，「弱勢」並非屈居人下，弱勢者必須從既定的社會價值觀自我解放，絕不讓自己受到制約。唯有內心懷抱遠大目標，始終保持心靈的自由，才是真正的強者。

她是一位終生奉獻於信仰以及服務他人的偉大女性，因此能夠超越時代，即使是在九百多年後的今天，其言行與生活態度仍深入人心。

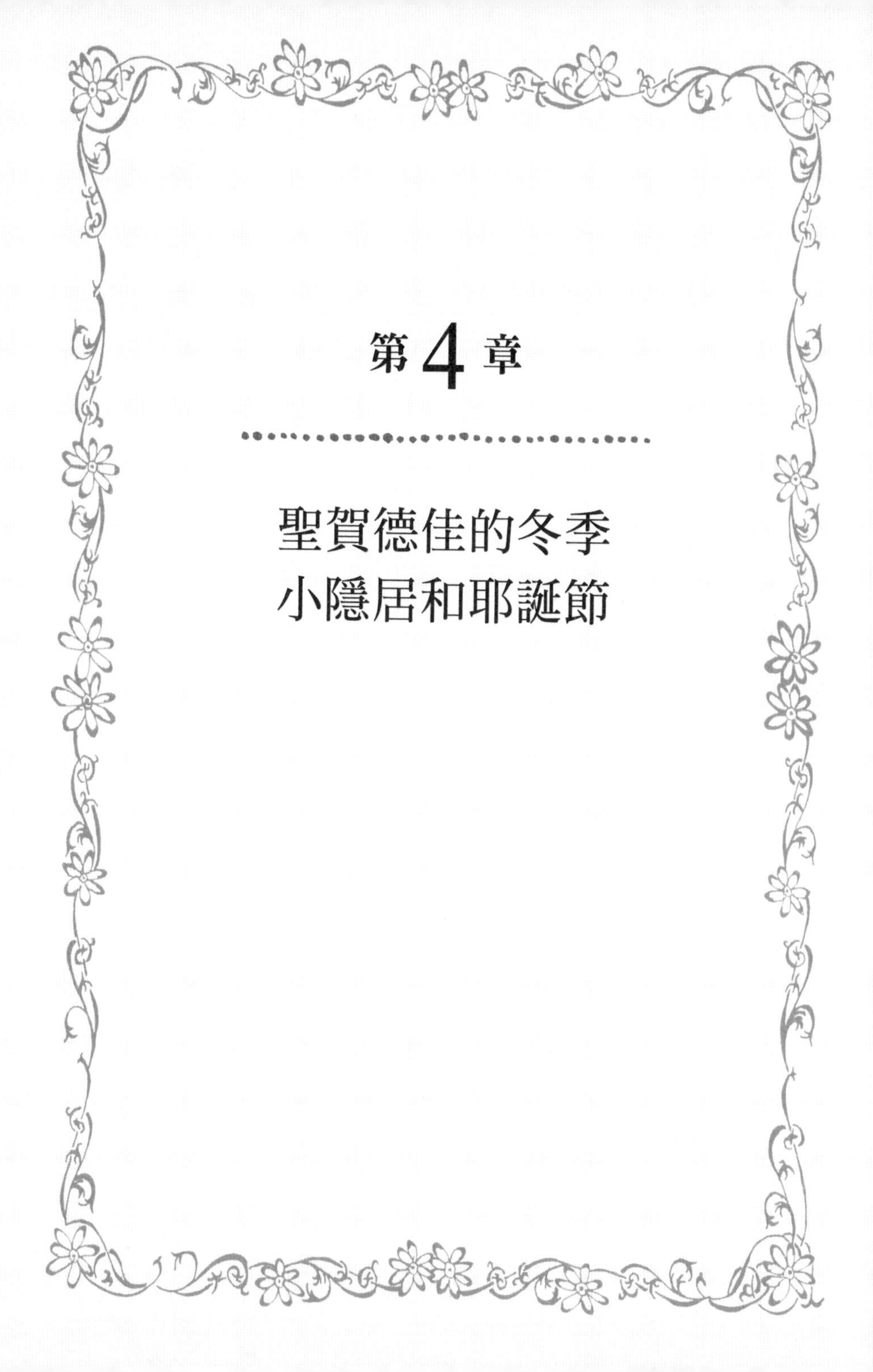

第4章

聖賀德佳的冬季小隱居和耶誕節

冬季的療癒

每年從十一月的最後一星期開始，各地紛紛為耶誕市集張燈結綵，德國的冬天也因為耶誕市集而熱鬧繽紛。這個時節，穿梭於各處充滿地方特色的耶誕市集，成為一大樂事。

筆者居住的城鎮，也有一座古老教堂，教堂前的小廣場，舉辦樸實的手作市集。布置成山間小屋風格的攤位前，擺滿玻璃燒製的天使、小鹿、小鳥等耶誕應景飾品，以及木刻小人偶等德國的傳統工藝品，吸引遊客駐足。

一說到耶誕節飲料，那必定是添加滿滿辛香料的熱紅酒莫屬。在凜冽的寒冬中，一面呼著白色的氣息，一面啜飲溫熱的甜紅酒，直接暖到心坎裡，手腳也溫熱起來，心頭霎時湧現耶誕節即將到來的幸福感。

耶誕季一到，德國家家戶戶都忙著準備過節。大家習慣在這時候烘烤各種餅乾點心，當然也少不了添加大量辛香料與白蘭地酒的德式耶誕蛋糕①。這個時節無論走到哪，空氣中都瀰漫烘烤點心的濃濃香甜氣味，上朋友家串門子，他們必定會拿出自家的獨門點心招待你。

走在冬日黃昏的回家路，路旁人家的窗戶中透出耶誕燈飾的淡淡微光，映照在石板路上，烘托歲月靜好的溫馨耶誕氣氛。每到十二月二十四日與二十五日，闔家圍繞在暖爐邊，一同慶祝耶誕節，已成為此地的傳統。

一、如何平安度過感冒季節

冬天是濾過性病毒活躍的季節，流行性感冒最容易在此時肆虐。為了健康著想，有幾項重點必須把握，即：避免身體受寒，選用暖身的飲食，攝取富含維生素等營養的食物，白天適度運動，夜晚睡眠充足，確保足夠的休息，不把疲勞留到第二天。

引發人體感冒的濾過性病毒，據說多達兩百種以上，因此從外面回到家以後，要立刻洗手、漱口，並且維持呼吸道的濕潤。

① Stollen，德國耶誕節期間的傳統節慶食品，源自一四七四年，配方與作法幾經演變，口感吃起來是硬麵包，使用的卻是水果蛋糕的製作材料。

兒童的免疫力和抵抗力比較弱，特別容易感染流行性病毒，因此有必要養成足夠的抗病免疫力。大人用自然療法照顧孩子，可以強壯孩子的體質。

在德國，「洋蔥式穿衣」是預防感冒的要領。德國的室內與戶外溫差大，採用層層疊加的穿著方式，可以隨時視冷熱穿脫衣服，調節體溫，就不怕環境溫度忽冷忽熱。

❶感冒：覆盆子熱飲、水晶項鍊、蘆薈按摩

☆覆盆子（raspberry）：覆盆子葉片加南薑，沖泡熱開水飲用。覆盆子果汁加數滴檸檬汁，調合1小匙南薑粉，常溫飲用。

☆紅寶石：以寶石按摩咽喉、胸口、腹部等部位。發燒時，製作紅寶石水飲用（作法參照第一二一頁）。

☆香堇花膏：咳嗽難當時，以香堇花膏按摩咽喉與胸口（作法參照第一二五頁）。

☆水晶：做成項鍊掛在頸間。喉痛、咳嗽時，製作水晶水飲用（作法參照第一五一頁）。

☆蘆薈：聖賀德佳給腸胃型感冒的處方是「用蘆薈軟膏按摩腹部」。這時，患者應

刻意深吸蘆薈的清香。如有頭痛、咳嗽，可用蘆薈軟膏按摩胸口。

☆快樂鼠尾草（Clary Sage）：頭痛時，以快樂鼠尾草（乾品或鮮品皆可）10克煮水200毫升，用毛巾包裹煮過的快樂鼠尾草，敷在頭部。

☆菊蒿（Diverse Worm-wood）：濃痰症狀嚴重時，可使用菊蒿蒸氣緩解。以菊蒿（乾品或鮮品皆可）10至20克煮水400毫升，倒入洗臉盆中，毛巾覆蓋臉盆，深吸熱蒸氣。也可用來泡澡，或是沖茶飲、做菜。

☆藥用鼠尾草（sage）：鼠尾草（乾品或鮮品皆可）泡茶喝。具有殺菌作用，能鎮咳、通暢呼吸道。

☆本草紅酒：有支氣管炎等肺部症狀時，以蒔蘿1份、歐當歸（lovage）3份、異株蕁麻1份的比例，煮熱紅酒飲用。喜歡甜味的人，可以酌加一點蜂蜜。

☆洋蔥襪：洋蔥切碎，以紗布等薄布包裹，塞在襪子底部，穿在腳上睡一晚。洋蔥的植物殺菌素，例如大蒜素，有淨化功能。在意洋蔥強烈氣味的人，可在襪子外面包覆保鮮膜，或是套上塑膠袋。

☆紫錐花（Echinacea）：初期喉痛、咳嗽、發燒時，早晚服用1茶匙紫錐花酊劑（作法請見第七十頁）。

❷服用抗生素、化療時：海藻酊劑

聖賀德佳認為，海藻酊劑能夠調節腸道環境，幫助解毒。而根據德國自然療法師的說法，海藻酊劑可用於緩和末期癌症的症狀與化療的傷害。

早晨起床後與夜晚睡覺前，小嬰兒服用小湯匙半匙，三至九歲兒童服用小湯匙一匙，連續三個月。海藻酊劑使用的本草材料和作法在日本不易取得，建議直接向生產聖賀德佳療法用品的廠商購買。

二、感冒初期的照護和預防

冬季氣候嚴寒，空氣又乾燥，寒冷會造成人體免疫力降低，而低溫正是流行性感冒病毒的最愛。不想要染上冬季流行性感冒，就要養成不易受寒的體質，加強鍛鍊肌力、照顧飲食。冬天容易運動不足，不妨來個親子輕度健走，順便增進家人之間的情感交流，同時強化呼吸功能。

❶預防感冒：本草漱口水（※材料標示的數字顯示分量比例，以下皆同）

【材料】百里香（1）　薄荷（1）

【作法】百里香、薄荷混合熬煮後放涼即可。

＊除了預防感冒，還可以當做漱口水使用，為口腔帶來清爽潔淨的感受，預防口臭。

❷咳嗽、喉嚨痛：紫錐花茶飲

【材料】紫錐花（2）　百里香（1）

茴香（1）

【作法】茶壺放入1大匙本草，滾水沖泡，加蓋悶3至5分鐘即可。

❸感冒引起腸胃不適：德國洋甘菊茶飲

【材料】紫錐花（2）　德國洋甘菊（2）

薄荷（1）

百里香（thyme）

【學名】Thymus vulgaris

【科名】唇形科

【使用部位】葉

【適應症】咳嗽、喉嚨痛等

＊清新的口味與香氣普遍受到喜愛，不僅具有強力抗菌作用，也有止咳化痰功效，是感冒季節不可或缺的保健本草。聖賀德佳對其抗菌力有這樣的敘述：「以百里香做為調味料，能清除致病的腐壞物質。」

【作法】茶壺放入1大匙本草，滾水沖泡，加蓋悶3至5分鐘即可。

❹發燒、疼痛：百里香茶飲

【材料】紫錐花（2）
百里香（2）
玫瑰果（1）
薑（1）

【作法】茶壺放入1大匙本草，滾水沖泡，加蓋悶3至5分鐘即可。

＊感冒時要多補充水分，促進排尿。

＊白開水難以入口時，可以適度添加蜂蜜等甜味。

紫錐花

【學名】Echinacea purpurea、Echinacea angustifolia

【科名】菊科

【使用部位】花、葉、莖

【適應症】提升免疫力、抗菌、抗病毒等

* 紫錐花提升免疫力的功效廣為人知，北美的印地安原住民罹患傳染病或遭到毒蛇咬傷時，會使用紫錐花治療。可用來預防風寒感冒、流行性感冒、尿道炎等感染症。

三、冬季的香氛

❶凍傷、發炎：金盞花按摩油

【材料】金盞花浸泡油（作法參照第一二四頁）：10毫升
甜杏仁油：10毫升（全部以甜杏仁油20毫升取代亦可）
羅馬洋甘菊精油：2滴　馬喬蓮精油：1滴　薰衣草精油：1滴

【作法】將材料充分混合均勻，洗澡後，塗抹在清潔的四肢，加以按摩，可紓緩皮膚搔癢與發炎（避免使用於傷口）。

❷紓緩呼吸：尤加利按摩油

【材料】甜杏仁油：20毫升　尤加利精油：2滴　薰衣草精油：2滴

【作法】輕輕塗抹於前胸後背。以手掌溫熱皮膚，讓成分的作用滲入體內，紓緩呼吸。

❸放鬆情緒：茶樹薰香

讓每天必定使用的盥洗室飄散淡淡香氛，可以照顧青春期或準備大考的孩子，為他們放鬆緊張壓力，安撫焦躁情緒，還能夠預防感冒。青春期的孩子受到荷爾蒙影響，表現出叛逆行為，有的孩子會「行使緘默權」，惜話如金，或總是以白眼示人。這時，大人要多一點包容，避免與他們正面衝突，把關愛寄於香氛氣息中，默默守護孩子度過艱難的情緒風暴期。

【材料】茶樹精油：1滴

尤佳利精油：1滴（家中倘若只有其中一種精油，亦可使用單一精油2滴）

【作法】使用擴香器。家中如果沒有這些用具，可以把精油滴在易於滲透的胡桃殼或面紙等，置於小碟子，早晨放在家人進出的客廳等處，夜晚放在枕頭邊。

誕生自德國的同類療法

只要是崇尚自然生活的德國家庭，幾乎都隨時備有同類療法的小糖球。同類療法的小糖球是將引發症狀的物質，經過多次高倍數稀釋，再加以活性化（也就是稀釋震盪），做成小糖球。

同類療法是來自德國的自然療法，由山繆•赫尼曼（Samuel Hahnemann，一七五五至一八四三年）所創立。治療的基礎建立在西方醫學鼻祖希波克拉提斯所主張的「以同治同」理論，日語翻譯為「同類療法」，極端來說，類似於「以毒攻毒」的應用。

事實上，日本傳統的居家治療，也可見同類療法的思路。例如，以辣口的生薑治喉嚨痛、給發燒的人蓋好幾層棉被讓他發熱等等。

筆者有時腦袋太清醒，晚上睡不著，於是服用同類療法的咖啡小糖球。精神亢奮睡不著覺，又攝取興奮神經而令人難以成眠的能量元素，反而大大刺激身心，警覺到「這樣下去不得了」，最後竟不知不覺就睡著了。

在德國，同類療法的小糖球常常是小兒科的處方，也適用保險給付。我家孩子罹患腸胃感冒，送到市立醫院，醫生完全不給藥物治療，只讓他服用小糖球，持續觀察症狀變化，不久就讓他出院了。而現任英國女王的主治醫師是同類療法師，也早已不是新聞。

筆者以同類療法做為守護家人健康的主力，方法再簡單不過，就只是把一小顆糖球放進嘴裡而已。同類療法有以下六大特色：

● 任何人都能夠簡單使用。
● 無副作用。
● 無論小寶寶或孕婦都可使用，就連植物或寵物使用也有效。
● 不污染地球環境。
● 強化身體的自我治癒力。
● 同時有益於身心兩方面。

居家常用的同類療法小糖球，基本上大約為三十六至四十種。不少廠商推出家用組合，有興趣的讀者可以在網路上自行選購。

- Homeopathic Japan（ホメオパシージャパン，日本最大同類療法糖球製造商）
- Ainsworths（英國製造商）http://www.ainsworths.com/
- Helios（英國製造商）http://www.helios.co.uk/

同類療法的感冒照護

- 歐洲烏頭（Aconite）糖球：用於感冒初期的畏寒發冷。
- 顛茄（Belladonna）糖球：用於發高燒而雙眼炯炯、顏面赤紅。
- 磷酸鐵（Ferr-p.）糖球：用於感冒初期，症狀尚不明顯時。
- 茅膏菜（Drosera）糖球：用於一鑽入被窩就劇咳時。
- 銻（Antimon）糖球：用於體力衰弱、溼氣重的咳嗽。
- 紫莖澤蘭（Eupatorium）糖球：用於罹患流行性感冒、發高燒。
- 斷腸草（Gelsemium）糖球：用於骨節痠痛、畏寒起雞皮疙瘩。

冬天的飲食

一、暖身也暖心的冬季飲食

冬天充分休息，為迎接來年春天的生命力累積能量，可說是養精蓄銳的季節。作物歷經春、夏兩季的成長，到秋天收成，正好在冬季派上用場，料理出一道道暖身又暖心的佳餚美味。在溫暖的屋子裡，與孩子一同烘烤耶誕點心、製作應景的耶誕飾品，真是其樂融融。

❶聖賀德佳的熱葡萄酒（Glühwein）

【材料】白酒：1公升　萊姆酒：小酒杯2杯

無農藥栽培檸檬：1顆　無農藥栽培柳橙（柑橘）：2顆

香草莢：1支　八角：1顆　肉豆蔻：3、4顆

肉桂棒：1支　生薑：8片　蜂蜜：視個人口味添加

【作法】①柳橙與檸檬以滾燙熱水消毒，將一半切薄片，一半榨汁。

②白酒、萊姆酒、辛香料（八角、肉豆蔻、肉桂棒、生薑）、蜂蜜、剖開的香草莢，以及①的果汁，全部放入鍋中，以小火加熱，輕輕攪拌均勻，避免鍋水沸騰。

③煮約5分鐘左右，待蜂蜜溶解，鍋中散發辛香料與酒的香氣以後，倒入透明玻璃瓶，裝飾柳橙與檸檬薄片。

❷斯佩爾特小麥湯（4至5人份）

【材料】奶油：70克　斯佩爾特小麥粉：5大匙　清水或高湯：1公升

鹽、羅勒、肉豆蔻、巴西利（切成碎末）：各少量

【作法】①奶油下鍋，加熱融化，加入小麥粉，炒至金黃色。

②加水或高湯，加熱，並不斷攪拌至濃稠狀。

③加鹽、羅勒、肉豆蔻調味，繼續煮5分鐘。

④灑巴西利碎末，即可盛盤上桌。

❸濃湯（2至3人份）

【材料】馬鈴薯：2顆　洋蔥：1顆　西洋芹：1株

紅蘿蔔：1條　小米（等雜糧類）：1大匙　糙米：1大匙

月桂葉：1至2片　南薑、蒔蘿：少許　昆布：10公分

【作法】①馬鈴薯削皮、對切。洋蔥切四等份。西洋芹的莖，斜切3至4公分長段。紅蘿蔔切5公分長段，每一段再縱切十字，成為4等份。

②小米淘洗乾淨；糙米以平底鍋乾煎。

③以上所有備料全下鍋。加水，水的高度稍微蓋過食材，放入昆布，開火燉煮。

④蔬菜和穀物煮軟以後，視口味喜好加鹽巴調味即可。

❹鷹嘴豆可樂餅（4至6人份）

【材料】鷹嘴豆：200克　洋蔥：100克　鹽：1/4小匙

胡椒：少許　孜然：1/3小匙　南薑、肉豆蔻：少許

小麥麵粉：適量　麵包粉：1至2杯

【沾醬材料】

洋蔥（切碎末）：2大匙　西洋芹（切碎末）：2大匙

番茄：1顆　巴西利（切碎末）：1大匙

鹽：1/2小匙　檸檬汁：1大匙

【作法】①鷹嘴豆浸泡1晚，換水，煮至軟。

②洋蔥切薄片，水炒後備用[①]。

③將①和②，與鹽巴、胡椒、孜然、南薑、肉豆蔻入食物攪拌機打至糊狀。如機器轉不動，可加入適量煮豆水，調整至剛好的硬度，可供機器運轉。

④小麥粉加水溶解，做為薄麵衣。

⑤將③取一口大小，捏成丸狀，均勻灑上麵粉，再沾取麵衣與麵包粉，以170℃的熱油炸成金黃。

---

①水炒不同於傳統的熱油爆炒，作法是先在鍋中放少量鹽水（約10毫升左右），水滾後，下食材，大火拌炒，蓋上鍋蓋悶煮，起鍋前加少許油和調味料。

❺滿滿辛香料的耶誕餅乾

在德國，聖賀德佳這道充滿辛香料的餅乾食譜，被稱為「幸福餅」，可說是無人不知無人不曉。裡面添加大量暖身的辛香料，入口以後讓人油然而生滿滿的幸福感。強烈的辛辣口感可能對兒童造成過度刺激，令他們精神亢奮，因此別讓孩童吃太多。

【材料】斯佩爾特小麥（全麥研磨麵粉）：400克　扁桃仁粉：200克
奶油：250克（置於室溫下退冰）　丁香：1小匙
甜菜糖等：150克　雞蛋：1顆（不加亦可）
肉豆蔻粉：1/2小匙　肉桂粉：1大匙
南薑：1大匙

【作法】①奶油室溫下退冰，混合所有材料攪成麵團，置於冰箱醒麵1小時。
②麵棍將麵團橄平，用壓模按壓出各種形狀，180℃烤箱烘烤20分鐘左右。

＊請注意，不同烤箱的烘烤時間不一。

More

壓抑憤怒情緒恐引發頸部、胃部疾病

我們會在什麼狀況下感到憤怒？

孩童為何發脾氣？

聖賀德佳認為「怒從悲生」。她描述，悲傷的情緒會從心臟開始，遍及全身，憤怒便悄然由膽汁的苦味中慢慢釋放出來。

心理學認為，一個人無法得到外界的理解時，第一階段的情緒反應是悲傷難過，漸漸轉變到第二階段的情緒反應，就是憤恨發怒。

「我為何生氣？」

請找出自己憤怒的真正原因，這背後必定埋藏著「悲傷」的種子。

悲傷會引發憤怒，這是因為悲傷的情緒導致體液發生變化，致使身體功能失調，爆發了諸如血液直衝腦門、歇斯底里等精神症狀。

聖賀德佳說，壓抑憤怒情緒會引發頭部問題，然後是胃部血管與五臟六腑也接連受害。哪怕是歇斯底里或暴力行為，它們都不是精神異常，而是「憤怒」使然。

當我們理解到「憤怒」其實來自悲傷情緒，就應該在發怒時自問：「我為什麼悲傷？」

懂得如此自我觀照，也就不會無端捲入他人或自己的情緒風暴中。

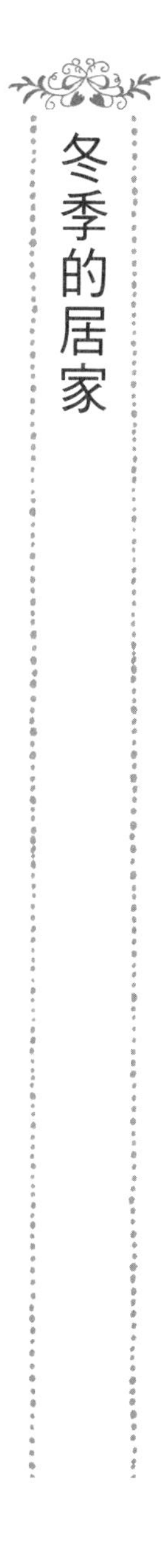

冬季的居家

德國的冬天十分酷寒，有些地方甚至長時間封凍在冰點以下的大雪中。對於生活在大自然界的野生動物來說，這是必須拼了命求生存的殘酷季節。

德國人習慣在編織花圈時配上一些葵瓜子之類的種子，將花圈掛在森林裡的樅樹上，給鳥兒當點心。這是他們友善自然與動物的小小體貼之舉。

一、寒冬季節的香氛時間

保持宜人的居家環境很重要，為了避免室內空氣過度乾燥，芳香精油結合加濕器的使用，或是浸泡香氛浴，都是幫助我們安適度過寒冬的好方法。

讓凍得冰冷的手腳，泡在溫熱的洗澡水中，全身都暖和起來。泡澡時間也是很好的親子交流時間，如果還有好玩的泡澡小物來助陣，親子又多了熱絡的聊天話題。自己感到幸福無邊，也讓家人同感幸福，人生就該這樣過日子，不是嗎？

❶香氛泡泡沐浴球（bath bomb）

【材料】小蘇打：50克　檸檬酸：25克　天然鹽：20克

玉米粉（太白粉亦可）：5克　天然土：少許　蜂蜜：少許

薰衣草精油：5滴

【作法】①取一厚實塑膠袋，除了精油和蜂蜜以外的所有材料都放入袋中，充分混合均勻。

②確定塑膠袋中的材料完全混合均勻，再加入蜂蜜混勻，最後滴入精油。

③按壓、捏塑成形，放進浴缸的熱水中。泡泡沐浴球散發香氣的同時，會源源冒出氣泡。

＊沐浴球怕濕氣，請收在密閉的容器中，或是冰在冰箱裡。

二、冬季的室內植物擺飾

❷迷迭香和綠樹花圈（wreath）

在寒冬中仍然保有綠意的樹木（針葉樹，日本有檜木、樅數、杉樹、青森檜、松樹等），以及迷迭香，都具有抗菌作用，適合用來做花圈。花圈最早的用途原本是驅魔（病魔），不僅為我們一掃冬季陰鬱沉重的氣氛，也讓玄關和屋裡都為之熱鬧起來。

❸水果丁香球（Pomander）

自中世紀歐洲開始流行的耶誕水果丁香球，散發清新溫暖的香氣，最初也是做為驅魔（病魔）之用，後來演變成召喚好運的幸運物，在耶誕季節互相餽贈水果丁香球，已經成為歐美的老傳統。

【材料】柳橙：1顆　蘋果：1顆
肉豆蔻粉：1小匙　綜合辛香料粉：1大匙
丁香：50至100克　肉桂粉：1小匙

【工具】牙籤　塑膠袋

【作法】牙籤在柳橙和蘋果上戳許多小洞，把丁香插在洞裡。之後，將所有辛香料粉末放進塑膠袋充分混勻，灑滿整顆水果表面。完成後，放置通風處，讓水果丁香球完全乾燥。

＊丁香的用量會因為水果顆粒大小而不同，不妨多準備一點，多出來的丁香也可以用來做菜。

三、提前為春天的健康做好準備

治療春天的花粉症，必須提前作業，從冬天開始，便使用淨化血液的本草來改善體質。把握花粉漫天飛舞前的三個月，預先做足準備。趁著冬日已盡，春寒料峭時，外出採摘本草，讓肌膚感受大自然的氣息，也是治療花粉症的好方法。

❶調整體質迎接春季：異株蕁麻茶飲（※材料標示的數字顯示分量比例）

【材料】異株蕁麻（3）　接骨木花（1）　生薑（1）

【作法】茶壺放入1大匙本草，滾水沖泡，加蓋悶3至5分鐘即可。

＊聖賀德佳建議虛弱的人服用生薑。

異株蕁麻

【學名】*Urtica dioica*

【科名】蕁麻科

【使用部位】葉

【適應症】花粉症等過敏症狀、尿道炎等

*含有葉綠素及類黃酮，具有淨化血液的作用。搭配接骨木花使用，向來是歐洲人改善過敏體質的經典配方。所含的豐富礦物質與維生素 C 發揮加乘效果，能顯著提升吸收作用。孕婦或哺乳中的媽媽都可以安心使用。聖賀德佳也建議將其混入飼料中，餵食生病的家畜。

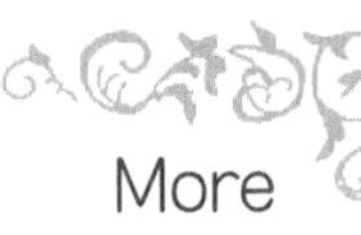

與大自然一體的喜極而泣

靈魂透過悲傷或理解力，領悟到自己原本屬於上天，來到人世間只是過客。肉身在上天的眷顧下，與靈魂一體，當兩者為神聖的任務合而為一時，靈魂將致贈雙目以祥和的淚水。

正如同聖賀德佳所言，當我們感受自己與世界融合為一，體會自己被大自然的愛緊緊環抱時，「喜悅之淚」便會從靈魂深處湧出。筆者就曾親身體驗這不可思議的眼淚。

我聽過其他有同樣體驗的人，分享自己湧出「喜悅之淚」的時機。他們有的是在斷食當中，有的是在體驗營的課程當下，儘管完全沒有想哭的情緒衝動，眼淚卻在不經意的瞬間，不知為何奪眶而出。而且淚水有如斷線的珍珠一般，撲簌撲簌往下掉，自己都不敢相信哪來這麼多淚水。純淨的洗滌之淚，也是喜悅的淚水、療癒的明證，流過喜悅之淚以後，心情格外舒暢，生命彷彿雨過天青一般，氣象煥然一新。

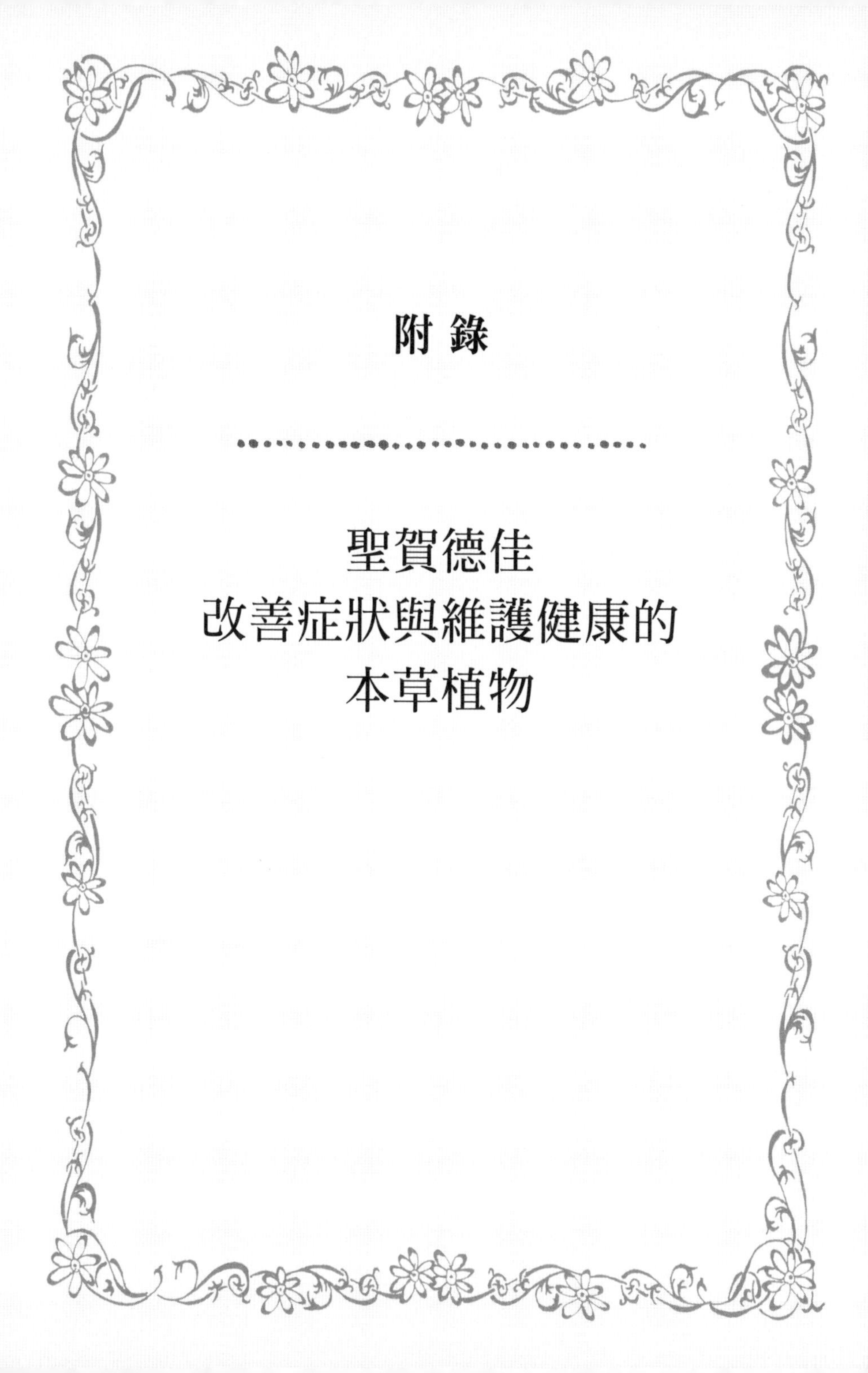

附錄

聖賀德佳
改善症狀與維護健康的
本草植物

教你用聖賀德佳的智慧，守護全家人健康

本單元所介紹的本草，是聖賀德佳治療疾病與維護健康愛用的植物素材，其使用方法與效能都詳實記錄在她的著作中，甚至附註了形而上的解說，雖然與現代科學的解釋或有出入，但是並不損其價值。筆者選取其中的二十五種，除了最具代表性的本草以外，也是比較容易入手且便於使用者。

❶治療婦女疾病：德國洋甘菊

全世界普遍應用於治療和儀式進行的本草。

德國洋甘菊的屬名Matricaria，原意是「子宮」，自古就用於治療婦女疾病。散發蘋果般淡淡的香甜氣味，我見猶憐的黃白色小花朵，擁有強大生命力，在春末夏初的路旁和草原上，團簇而生。大家都知道，即使是在兵荒馬亂的戰地中，德國洋甘菊依舊能夠頑強活命。因為種植在其周邊的植物也會跟著欣欣向榮，所以又被稱為「共榮作物」（Synergetic crops）。

幼兒長牙哭鬧不安時，可給予同類療法的德國洋甘菊小糖球。

❷治療胃及十二指腸潰瘍：洋甘菊茶回轉躺臥療法

【作法】①準備滾燙開水1公升，將現採德國洋甘菊（5大匙）浸入開水中，大約5至10分鐘取出。早餐前，飲用2杯溫熱的洋甘菊茶。

②飲用後，先仰躺，再左上右下側躺，接著換右上左下側躺，最後改為趴睡姿勢。仰、左、右、趴姿勢依序各維持5分鐘，完成回轉躺臥療法。

＊藥理學證明，德國洋甘菊具有鎮定情緒作用（參考出處：《植物療法（phytotherapy）事典》）。

德國洋甘菊

【學名】Matricaria chamomilla

【科名】菊科

【使用部位】花、葉、莖

【適應症】胃痛、反胃噁心、消炎、腹瀉、便秘、失眠、焦慮、緊張、生理痛、怕冷等

【有效成分】甘菊藍（Azulene）誘導體等

＊聖賀德佳：德國洋甘菊的汁液是好東西，適合製作腹痛紓緩軟膏。

---

❸改善腸胃功能：胡椒薄荷

原產於歐洲的多年草本植物，高度七十至八十公分。成長迅速，地下莖蔓生快，是繁殖力極強的植物。學名來自希臘神話裡的仙女寧芙（nymph），全世界皆有栽種。

胡椒薄荷是綠薄荷和水薄荷的自然雜交種，由於繁殖力極強，可能會占據整座庭院，有的人會把它種在箱型花盆加以隔離。胡椒薄荷普遍添加於菜餚、牙膏、點心、清涼飲料等，清新舒爽的怡人氣味，能改善腸胃功能障礙，亦可用於提神醒腦。

噁心嘔吐、暈車暈船、時差造成精神不濟，可以把胡椒薄荷的精油滴在手帕等隨身物品上，聞嗅香氣。

胡椒薄荷

【學名】Mentha × piperita

【科名】紫蘇科

【使用部位】葉

【適應症】飲食過度、腹脹、胃腸功能失調引發腹瀉與便秘交替、精神不濟、食慾不振、提升專注力等

【有效成分】類黃酮、紫蘇科單寧酸、植物多酚等

＊聖賀德佳：胡椒薄荷兼具溫性與冷性，飲食過度引起胃脹、胃痛時，可用來緩解症狀。適合與肉類同煮，或添加於湯品、慕斯。紓緩肺部疾病或化痰也很好用。

---

❹幫助身體發熱：接骨木花

主要以花入藥，有很好的發汗、利尿作用。用於感冒、花粉症等黏膜不適症狀，自古就是親民的藥用植物。

接骨木的樹身與花朵功效不同，聖賀德佳治療黃疸病人，是以接骨木樹枝入藥。她將小樹枝浸泡在葡萄酒中，萃取香氣，讓病人於泡澡中飲用；泡澡後，身體會自然發汗。

德國人用接骨木花預防夏季疲勞，和冬天止咳。作法是將接骨木花與檸檬調合成接骨木花釀（Elderflower Cordial），這味清涼香甜的本草飲料，深得吾家幾個孩子的喜愛。接骨木花類似麝香葡萄（muscat）的清香，是其特徵。接骨木在秋天結出的紅黑色莓果，可以製作糖漿或

接骨木花

【學名】Sambucus nigr

【科名】忍冬科

【使用部位】花

【適應症】飲食過度、腹脹、胃腸功能失調引發腹瀉與便秘交替、精神不濟、食慾不振、提升專注力等

【有效成分】植物多酚、類黃酮醣苷、植物多糖（膠質）、鉀等

＊聖賀德佳：接骨木屬性濕冷，與人體性質相違，不宜直接食用；頭部陣陣脹痛者，可用接骨木花包裹頭部；指甲長疥癬時，將接骨木莓果包裹在指甲上，會長出健康的新指甲。

果醬。德國孩子耳熟能詳的格林童話裡，有一則《荷勒太太》（Frau Holle）的故事，接骨木也在故事中軋上一角，在歐洲被視為一身是寶的魔法樹，是養生治病的「國民藥箱」。

❺抗菌、消炎：垂枝樺

垂枝樺如同紙張一般的銀白色樹皮，是其一大特徵，最常做為排毒之用。

在德國的藥局可以買到垂枝樺樹皮燃燒後提取的焦油，因為具有抗菌、消炎成分，製成軟膏可治療皮膚病或關節炎。

垂枝樺的汁液除了提煉人工甘味木糖醇（Xylitol）以外，還可以直接當做飲料，或添加於食物。因其具有保濕功效，也用於製造化妝品。

垂枝樺

【學名】Betula pendula

【科名】白樺科

【使用部位】葉、樹皮、樹液

【適應症】排毒（春季療法）、利腎與膀胱、水腫、皮膚炎、掉髮等

【有效成分】類黃酮、皂苷、單寧酸酸等

* 聖賀德佳：垂枝樺性溫，能帶來「無上的幸福」；皮膚發紅、膿疱腫、腫瘤脹大甚至長蟲時，將幼嫩新枝加溫後，以布包裹固定於患部，能消腫消炎。

美國人還把垂枝樺嫩芽和葉片拿來沖泡本草茶，具有利尿、消炎作用，因為富含鉀，可用於改善痛風症狀、降低血液中的尿酸值。

❻治療多痰與慢性支氣管炎：香菫菜

香菫菜是春天低調綻放的花朵，早在古代歐洲就已經用來做為香水原料，為世界著名的香料植物。在希臘神話裡也有它的一席之地，雅典娜女神的徽章就是香菫菜樣式。

法國人用蜜漬的香菫菜花或香菫菜花糖果來止咳。德國人則是以香菫菜根做為生藥材，治療多痰與慢性支氣管炎，作法是以香菫菜根煎煮成茶，添加藥蜀葵（Marsh mallow）糖漿。

香菫菜

【學名】Viola odorata

【科名】菫菜科

【使用部位】花、根

【適應症】多痰、慢性支氣管炎、濕疹、皮膚炎等

【有效成分】皂苷、花青素等

＊聖賀德佳：香菫菜的性質界於溫性與冷性之間，具有令人安定的顏色，對於緩解眼睛蒙霧有效，作法是將香菫菜泡在橄欖油中，熬煮後拿來塗抹。內心感到憂鬱，或心懷不滿時，以葡萄酒加香菫菜和少許南薑，視個人口味喜好添加甘草調味，加熱飲用。

歐洲將其做為沐浴劑或濕敷，治療乳幼兒和老年人的皮膚炎、尿布疹、褥瘡，作法是取香堇菜花五克，煮兩百毫升的水，以麻布手帕浸濕後，敷貼於皮疹患部。

❼抗氧化：斯佩爾特小麥

人類自石器時代就開始栽種斯佩爾特小麥至今，因此又稱之為古代小麥（丁可小麥）。有研究數據顯示，對小麥過敏的人食用斯佩爾特小麥後，其中的八成並未起過敏反應，所以可用它做為對應過敏原食物（麩質過敏者，食用前仍應先諮詢醫師）。斯佩爾特小麥厚實的硬殼，能保護胚芽不受害蟲與化學物質傷害，因此栽種上不需大量施肥，也不必使用除草劑。

斯佩爾特小麥含有人體必須胺基酸與抗

斯佩爾特小麥（丁可小麥）

【學名】Triticum spelta

【科名】禾本科

【使用部位】果皮、種子、胚芽

【適應症】過敏性疾病、滋補、強壯等

【有效成分】蛋白質、維生素、礦物質、食物纖維等

＊聖賀德佳：斯佩爾特小麥是所有穀物中最理想的食材，溫性的斯佩爾特小麥富有滋養效果，能賦予人體活力，而且性質比其他穀物都溫和，可使血液、思緒保持鮮活的良好狀態，給人好心情。

氧化植物多酚，其本身帶有堅果風味，整顆熬煮後，灑在食物上，能豐富菜色口感及香氣。

聖賀德佳的建議是：「生病不欲飲食，可將斯佩爾特小麥全麥粉，加豬油或蛋黃煮成粥，配合病人的口味喜好調味食用。對病人來說，斯佩爾特小麥粥猶如優質的膏藥，能充實臟腑，讓人體由內強壯起來。」

❽助消化、化痰、安眠：茴香

茴香是一味中藥材，其乾燥的種子廣泛使用於中國菜、魚類烹調，在印度，則被當成飯後清新口氣的糖果般，由餐廳主動提供給客人使用。茴香略帶苦味，香勁十足，可紓緩消化功能障礙和排毒。茴香泡茶有助於促進消化，是很好的健胃整腸

茴香

【學名】Foeniculum vulgare

【科名】傘形科

【使用部位】果實

【適應症】上呼吸道發炎、胃腸功能障礙（胃脹、消化不良）等（※ 乳幼兒亦可使用）

【有效成分】類黃酮、蛋白質、類黃酮醣苷等

＊聖賀德佳：茴香具有穩定的熱性，性質既不乾也不冷，無論生食或加熱食用，都能帶給人幸福感。可促進發汗、助消化、消除呼吸惡臭，並且有明目功效。

劑，也具有驅風作用。茴香可化痰、抑制痙攣，能緩解上呼吸道感染症狀。

對於睡不著覺的人，聖賀德佳的處方是：「夏天睡不好，可用一份茴香加兩份西洋蓍草，水煮後，貼於頭頂，以布覆蓋；另以紅酒灑在生鮮鼠尾草上，敷貼於心臟和頸部周邊，加以鎮定。如果是冬季睡不好，可用茴香籽加西洋蓍草同煮，混合鼠尾草粉末，加紅酒飲用。憂鬱的人用茴香汁液，塗抹在額頭、太陽穴、胸口、胃部。」

❾解熱、整腸、驅風：南薑

南薑是一味中藥材，使用的是乾燥塊莖，可芳香健脾、發汗、解熱、陣痛、整腸、驅風，又因為具有收斂作用，所以能治出血、吐血、月經失調等血液相關症狀。胸悶、情緒低落、夜不成眠時，亦可使用。

南薑向來是各民族料理愛用的辛香調味料，例如冬陰湯（譯按：泰國著名的酸辣湯）和咖哩，絕對少不了南薑。德國傳承聖賀德佳的南薑用法，除了烹調使用，也製作成粉末錠劑、酊劑，在一般藥房都可以買到。

⑩除蟲、漱口水：除蟲菊

除蟲菊種名pyrethrum，就是pyr（火）與anthroos（充斥）的複合字，根部散發火辣辣的強烈香氣，是除蟲菊一族的特性。英文名pellitory，是常見藥用本草，拿來做漱口水或強身藥。

含有除蟲菊素（pyrethrine），是殺蟲成分除蟲菊精類（pyrethroid）的一種，因此也用來製作蚊香。

除蟲菊是聖賀德佳做菜常用的香料，在德國的自然有機食品店都可購得。有肺部問題的人，用杜松子（一小匙）、除蟲菊（四小匙），加一公升紅酒，煮十分鐘（注意不要煮焦）。早晨飲用玻璃酒杯（liqueur glasses）一杯量，連續喝二至三星期。

除蟲菊

【學名】Anacyclus pyrethrum

【科名】菊科

【使用部位】根、莖

【適應症】保健養生、肺部問題

【有效成分】蟲菊素、菊醣、單寧酸

＊聖賀德佳： 除蟲菊的溫性恰到好處，略偏乾性，可增進健康人體的良質血液、活絡思緒；對於病體有促進活力、助消化之功；經常食用能明目、治療肋膜炎。

⓫利尿、治療婦女月經失調：巴西利

用於肉類烹調的辛香調味料。

古希臘競技優勝者佩戴的花冠，就是以巴西利編織。據說它是佩達努思・迪奧斯科里德斯（Pedanius Dioscorides，古希臘醫師、植物學家）取古希臘語的petrose（岩石）與selinum（香菜）命名得來。這位古希臘醫師將巴西利用於利尿、治療婦女月經失調。巴西利的香氣也可以解宿醉。

法蘭克王國的卡爾大帝（Charle-magne，又稱查理大帝）鍾愛以巴西利籽調味的起司，英國國王亨利八世的餐桌上，也常見巴西利的身影。

巴西利

【學名】Petroselinum crispum

【科名】繖形科

【使用部位】莖、葉

【適應症】泌尿系統或腎結石的利尿劑、心臟問題等

【有效成分】類黃酮醣苷、單寧酸、二氧化矽等

＊聖賀德佳：巴西利為熱性，具有強健的能量，宜生食。心臟、脾臟、側腹疼痛，可用巴西利加少量紅酒醋、蜂蜜，與葡萄酒同煮後飲用。肢體痲痺者，以等量的巴西利和茴香，配上少許鼠尾草，以研缽碾碎，調合萃取過玫瑰香氣的橄欖油，敷貼於患部。

十八世紀的荷蘭人將巴西利帶進日本，《大和本草》（一七九〇年）已出現巴西利膠凍的相關記載。

⓬喉痛、紅腫、更年期障礙：鼠尾草

鼠尾草學名語源來自拉丁語的salvus（健康）及salvare（治療），officinalis是「藥用」之意，此物自古就被視為藥物，因此有「家有鼠尾草，不用找醫生」的俗諺。

十七世紀英國著名藥草學家尼可拉斯・卡爾培柏（Nicholas Culpeper）說，「鼠尾草汁有助孕功效」、「飲用鼠尾草汁加醋，可以趨避害蟲」。知名的「四賊醋」①（vinaigre des quatre voleurs或vinegar of the four thieves）成分之一，

鼠尾草

【學名】Salvia officinalis

【科名】唇形科

【使用部位】葉

【適應症】消化不良、喉嚨發炎等黏膜問題、自律神經失調等

【有效成分】類黃酮、植物多酚

＊聖賀德佳：鼠尾草性質溫而乾，能治療病態體液，生食或加熱食用兩相宜。口臭的人，可用鼠尾草煮葡萄酒，過濾渣滓後飲用；以等量鼠尾草、牛至、茴香，加上比三者總量稍多的苦薄荷搗成汁，混合奶油或豬油做成軟膏，頭痛時塗抹於太陽穴。

就是鼠尾草。從抗細菌、抗真菌作用，到口內炎等口腔黏膜問題、喉痛、紅腫、更年期障礙等，都是鼠尾草的適應症。

⑬促進消化、提升免疫力：神香草

學名officinalis，意思是「藥用」，說明此乃藥用本草，自古羅馬時代就用於抗菌，是歷史悠久的藥用植物，也是廚房的調味聖品。

中世紀以來，神香草即是教會以及居家驅除病氣的驅邪物，與聖水一同使用。

醫療上用來促進消化、化痰、防止感染、提升免疫力，也泡茶飲用。其單

神香草

【學名】Hyssopus officinalis

【科名】唇形科

【使用部位】花、葉

【適應症】發汗、促進消化、打蟲、去痰等

【有效成分】南薑素、單寧酸、類黃酮

＊聖賀德佳：神香草性質乾燥，並具備恰到好處的溫性。擁有強大的綠色能量，無論種子落在何處都能開花結果。能淨化惡臭的體液。咳嗽、肝臟疼痛者，可將神香草與肉類同食。肝臟問題的人，用白葡萄酒半公升浸泡數條神香草莖二至三天，於早晨飲用一個酒杯量。

寧酸還可以防暈車暈船。傳統用法為蜜漬或調製本草飲料，可鼓舞情緒，並有強心作用。

⓮保濕、柔軟皮膚：聖母百合

聖母百合自古就受到極大重視，古埃及將其做成香油膏，基督教視為「純潔」、「神聖」、「復活」的象徵。藥草書中記載了如何以百合製作軟膏與藥物，用於外傷與婦女疾病。

法國大革命以後，加入百合花精粹的美容液「pigeon water」曾大為風行，現代則發現其根部

①十七世紀歐洲鼠疫橫行，有四名完全無懼於感染的盜賊趁亂打劫。他們當時就是用本草浸醋的醋汁塗抹全身，巧妙杜絕感染。

聖母百合

【學名】Lilium candidum

【科名】百合科

【使用部位】花、根、莖

【適應症】精神療癒、美容等

【有效成分】醣類、胺基酸等

＊聖賀德佳：聖母百合屬於冷性，將其根的末端與凝固的豬油一同使勁碾碎成粉末，在小盤子上溶解後，存放於金屬容器裡備用。百合最初的花苞與花朵的香氣令人愉悅，帶來有價值的靈感。

的萃取物，對皮膚有保護、保濕、柔軟效果，而用於化妝保養品。

深受女性喜愛的經典香水品牌，亦不乏使用百合香氣者。

⓯消除壓力、皮膚問題：玫瑰

玫瑰號稱花中女王，芬芳氣味帶給人幸福感受。

玫瑰花茶有鎮定、緩和、收斂作用，可治療婦女病、消除壓力以及皮膚問題、緩解喉嚨痛，也適合做漱口水。在阿拉伯，寺院淨化與接待賓客時，會使用玫瑰蒸餾而成的玫瑰水。

聖賀德佳說：「一份玫瑰與半份鼠尾草，調合尚未凝固的生豬油，隔水加熱做成軟膏。麻痺或

百葉薔薇（玫瑰）

【學名】Rosa centifolia

【科名】薔薇科

【使用部位】花

【適應症】美容、神經問題、婦女病、心理療癒等

【有效成分】單寧酸、有機酸等

＊聖賀德佳：玫瑰有適度的冷性，清早摘取花瓣，貼在眼皮上，可吸取不良體液，令視線清晰。輕度傷口或潰爛，敷貼玫瑰花瓣，可吸出泡沫狀黏液。怒不可遏時，宜用玫瑰與少許鼠尾草磨成粉末，點在鼻孔裡。

痙攣時，將軟膏塗抹於患處。所有的配方，無論內服或外用，都可以添加玫瑰。即使只是少量添加，其絕佳的特性也能大幅提升藥力。」

⑯促進消化、淨化血液：蘋果

蘋果的學名就是拉丁語的「蘋果」之意。品種繁多，自古即用於病人的飲食與點心。俗諺說「多吃蘋果遠離醫生」，蘋果磨成泥食用，是代代相傳的家庭良藥。蘋果可促進消化與淨化血液，能預防心血管疾病、氣喘與肺功能不全、糖尿病、癌症。

蘋果數度在希臘神話中登場，基督教以蘋果象徵愛、誘惑、不孕治療、女性美、完美無瑕、拯救的意涵。

在德國，常用的蘋果療法有：蘋

蘋果

【學名】Malus pumila、Malus domestica

【科名】薔薇科

【使用部位】果實

【適應症】胃腸或皮膚問題、利尿、增進食慾、促進消化、活化內臟器官功能等

【有效成分】維生素 C、酵素、果膠、有機酸等

＊聖賀德佳：蘋果具有強烈的濕性與溫性，肝臟或脾臟疾病、胃中積存體液導致偏頭痛時，可將蘋果樹當年新長的嫩枝浸泡橄欖油中，在太陽下曬熱以後飲用。果實宜生食，但若是給病人食用，應先煮過或加以乾燥。

果泥加玫瑰水，敷於濕疹患處；腹瀉時，整天只吃蘋果泥與本草茶。

⓱有益喉嚨和胃腸：梨

梨子是夏季到秋季之間盛產的水果，利用其本身所含的酵素浸泡生肉，可以軟化肉質，也用來釀酒或製作果醬。

梨自古即用於占卜或治療疾病。梨的性質有冷卻身體的作用，以蜂蜜醃漬成蜜餞，有益喉嚨和胃腸。德國人斷食，會用梨的葉子泡茶喝。

聖賀德佳說：「將燉煮的梨，加硫磺草（沒有硫磺草時，可用茴香的根代替）、少許南薑、極少量的甘草、些微的香薄荷（又稱木立薄荷）粉末、適量的蜂蜜調勻，

梨

【學名】Pyrus

【科名】薔薇科

【使用部位】果實、葉

【適應症】胃、心臟、腎臟問題，高血壓、斷食的礦物質補給等

【有效成分】維生素C、天門冬胺酸、酵素、單寧酸等

＊聖賀德佳：梨子性冷，性質硬實。胸部、肺痛時，將槲寄生與甘草一同碾碎，加梨子，兩餐之間食用。大量吃梨會引發偏頭痛，可先泡水，或煮或烤再吃。

早餐前食用一小匙，午餐食用兩小匙、就寢前食用三小匙，藥效可比黃金珍貴。」

⓲冬天重要營養來源：西洋甘栗

秋末冬初，歐洲的廣場市集上，到處可見賣烤甘栗的攤商。在熱灰上烤得滾燙的栗子，是嚴冬中重要的營養來源。當地還流傳一道魔法，說是把栗子送給心儀的人，可以孕育愛情。

根據聖賀德佳的食譜，脾痛或胃痛者，可食用甘栗湯或甘栗粥。她也建議將甘栗做成果醬，或是蒸煮後搭配烤雞食用。

西洋甘栗

【學名】Castanea sativa

【科名】山毛櫸科

【使用部位】果實

【適應症】虛衰、神經問題、血液循環障礙等

【有效成分】單寧酸、蛋白質、碳水化合物、維生素 C、類黃酮等

＊聖賀德佳：溫性的甘栗擁有強大能量，協助行使正確判斷力。三溫暖愛用甘栗樹枝條，以甘栗樹枝做手杖，可獲得支持力量。感到頭腦不靈光時，將甘栗在水中煮二十至三十分鐘，每天食用，有補益大腦、強化神經的功效。

---

⑲排毒：苦艾

據說畫家梵谷偏好苦艾酒（absence），這是一種本草烈酒，其中的苦艾主成分側柏酮（thujone）具有致幻、麻醉作用。

德國的藥局也能買到聖賀德佳春天愛用的營養劑，這是以春季冒出的苦艾新芽榨汁後，與蜂蜜、葡萄酒煮成的飲料。五至十月間，每天晨起時，服用大約五毫升，有助於排毒。

此外，將苦艾葉與橄欖油以一比三的比例混合後，靜置一個月，再以濾紙過濾保存，於咳嗽或關節疼痛時塗抹。

苦艾

【學名】Artemisia absinthium

【科名】菊科

【使用部位】葉

【適應症】胃部問題、促進消化、食慾不振、膽囊問題等

【有效成分】苦味成分（苦參素）、類黃酮等

＊聖賀德佳：苦艾具有強烈的溫性，其力道之強是治療所有疾病的首選藥物。因為胸痛而咳嗽時，可將一份苦艾汁，注入裝有兩份橄欖油的玻璃瓶裡，在陽光下曬熱以後，塗抹於胸口。

⑳消除水腫、促進代謝：異株蕁麻

丹麥的安徒生童話裡，有一則〈天鵝王子〉的故事。故事中，十一名王子被壞心繼母下了魔咒，公主為解開魔咒，必須親手編織十一件蕁麻衣給她的哥哥們，她的雙手因此被長滿尖刺的蕁麻割得鮮血淋漓。

在德國，有所謂「如坐蕁麻中」的說法，用來形容一個人深陷困境、如坐針氈。

蕁麻茶或蕁麻汁都能消除水腫、促進代謝，有利於排毒，因此也用於斷食期間的茶飲。風濕性關節炎、神經痛、閃到腰，可用異株蕁麻濕敷。也應用於養髮。

異株蕁麻

【學名】Urtica dioica

【科名】蕁麻科

【使用部位】葉

【適應症】斷食期間的礦物質補給、促進血行、排尿問題、活化胃腸功能等

【有效成分】類黃酮、類黃酮醣苷、植物固醇、β-胡蘿蔔素、葉綠素、維生素 C、葉酸、礦物質、尖刺含有胺類等

＊聖賀德佳：異株蕁麻熱性強烈，因植株帶尖刺，並不適合食用，建議只取嫩芽，加熱再吃。健忘的人可用異株蕁麻汁調合橄欖油，睡前塗抹於胸口和太陽穴，加以按摩。

㉑月經失調、皮膚長疹、口臭：耬斗菜

耬斗菜無論花色和花姿都浪漫迷人，由於它的花形好似日本的「苧環」（譯按：用細麻線纏繞成的多角球），所以日本就稱它「苧環」。

歐洲中世紀的藥草書說，耬斗菜能「調理胃腸功能與膽囊功能障礙」等。十四至十六世紀的歐洲教會祭壇畫，描繪了當時的人用耬斗菜治療月經失調、皮膚長疹、口臭。必須注意的是，皮膚直接碰觸毛茛科裡的致發炎物質，會紅腫熱痛、起水泡，因此耬斗菜不宜單方使用，應搭配其他本草。

痰多誘發咳嗽時，可用五十克的耬斗菜花，浸泡五百公克的蜂蜜，每次服用一小匙，一天多次，或至少持續服用兩星期。

耬斗菜

【學名】Aquilegia vulgaris

【科名】毛茛科

【使用部位】花（種子有毒，請勿使用）

【適應症】咳嗽等支氣管問題

【有效成分】維生素 C、醣苷、酵素等

* 聖賀德佳： 耬斗菜性冷，痙攣發作時，可生食耬斗菜；痰多的人，先用醋洗耬斗菜，再浸泡蜂蜜，經常服用；發燒時，將耬斗菜搗成汁，加葡萄酒飲用。

㉒治咳嗽、喉痛、胃潰瘍、胸口灼熱：甘草

甘草的學名語源來自希臘文的「甜味」（glykys）與「根」（rhiza）的組合，可見得這是一種「根部帶有甘甜味」的植物。甘草榨出的汁液，可用來製作糖果或軟糖。加入複方本草茶中，茶味會帶有自然的甘甜。甘草雖然可口，但仍要避免過度食用。

甘草能治咳嗽、喉痛、胃潰瘍、胸口灼熱，在德國，有部分治療胃與十二指腸的藥品是以甘草為主成分。甘草的藥理成分甘草素（Glycyrrhizin），具有排除血液中鉀離子的作用，若長期服用，可能導致鉀離子不足，宜和杏桃乾、異株蕁麻等富含鉀離子的食品搭配食用。

甘草

【學名】Glycyrrhiza glabra

【科名】豆科

【使用部位】根

【適應症】抗發炎、化痰止咳、解熱、利尿、女性內分泌問題、胃潰瘍等

【有效成分】皂素（甘草素）、類黃酮、植物固醇、膠質成分等

＊聖賀德佳：甘草適度的熱性可以明亮聲音，令人心情舒暢、視野開闊，並且幫助消化、重整紊亂的精神狀態。

㉓痛風、風濕性關節炎、腰痛：芳香薄荷

芳香薄荷學名Satureja的語源，來自希臘神話中登場的森林之神薩堤爾（Satyr）。他原是酒神巴克斯（Bacchus）的隨從，既是酒鬼，也是好色之徒。人們認為芳香薄荷具有春藥的作用，因此才以Satyr為它命名。

強烈的芳香氣味與辛辣味是芳香薄荷的一大特徵，法國燉煮料理使用的香草束（本草配方）裡，「bouquet garni」和「herbes de Provence」都使用到芳香薄荷。德國則稱之為「豆類的香草」，是燉煮豆、肉同鍋的濃湯，所不可欠缺的辛香料。芳香薄荷可以「增進食慾」、「緩解咳嗽」、「緩解腹部脹氣」，也用於食物的防腐。

中世紀歐洲一度盛行各種關節炎（痛風、風濕性關節炎、腰

芳香薄荷

【學名】Satureja montana（冬香薄荷）
Satureja hortensis（夏香薄荷）

【科名】唇形科

【使用部位】葉

【適應症】促進消化、整腸、驅風

【有效成分】植物多酚、單寧酸、膠質成分等

＊聖賀德佳：芳香薄荷的溫性更勝冷性，因為關節炎的劇烈疼痛而手足顫抖時，以芳香薄荷加鼠尾草、少量孜然，碾碎後調合蜂蜜，於飯後食用。

痛），許多人為劇烈的疼痛症狀所折磨，當時就是使用芳香薄荷來治療（緩和疼痛）。

㉔防蟲、抗憂鬱：芸香

日本人深諳芸香的作用，用它做書籤防蛀蟲。

芸香味苦，具有獨特的香氣，歐洲自中世紀就用它做沙拉、芳香本草蛋捲、魚類的調味醬汁，以它為葡萄酒或啤酒增添風味。但因為生食的效用更大，所以最適合添加在沙拉使用。

天主教望彌撒使用的聖水，裡面就使用到芸香，所以被稱為「恩寵之草」。因為能守護人們免於女巫、疾病、害蟲的侵

芸香

【學名】Prunus dulcis

【科名】芸香科

【使用部位】葉

【適應症】促進消化、食物防腐、強壯神經等

【有效成分】蘆丁（Rutin）、單寧酸、苦味成分等

＊聖賀德佳：芸香具有適度的熱性，和少許的溫性，一般用法是輾成粉末，與食物一同攝取，生食效果更佳；吃壞胃腸時，以一份芸香、兩份鼠尾草的比例，加鹽調味服用，可見療效。

擾，又被視為解毒劑。心情低落、憂鬱時，建議使用。

＊芸香具有通經作用，妊娠中的婦女請勿服食。

㉕預防腦部疾病、老化、貧血：扁桃仁

早在遠古的紀元前四千年，生活於美索布達米亞的人類就開始食用扁桃仁。日本則是直到江戶時代，扁桃仁才進入百姓的餐桌。

扁桃仁對於罹患腦部疾病、代謝症候群，以及老化的族群有益，還能預防貧血。近來，營養學更發現扁桃仁製作的堅果奶，是減肥聖品。聖賀德佳也建議大家每天食用生扁桃仁十顆左右。

扁桃仁

【學名】Prunus dulcis

【科名】薔薇科

【使用部位】果實、種子

【適應症】預防腦部病變、減肥、預防老化等

【有效成分】脂肪、維生素E和B2、礦物質、鈣質等

＊聖賀德佳：扁桃仁性溫，具有少量濕性。樹木會將本身所有的能量凝聚在果仁裡，頭痛、臉色差的人，請經常食用果仁；肺部和肝臟虛弱的人，生食扁桃仁或炒熟吃，都可以補充體力。

後記

在德國生活，每一天都會大量使用本草，而在學習居家自然療法的過程中，我得知了聖賀德佳這號人物。

拜讀聖賀德佳的著作，才知其涵蓋範圍不僅止於本草，連礦石、動物、宇宙、人體的結構運作，乃至疾病的原因與治療，內容牽涉龐大而論述精闢，我感覺自己彷彿在無意間發現了一座巨大的森林，驚奇到一步也無法動彈。

最令我大受鼓舞的，是聖賀德佳的生活態度，以及她有血有肉的真性情。有關聖賀德佳流傳的種種佳言美談中，除了受到天啟神諭的不凡命運，也有著受自身感情衝動驅使，而成就的許多事蹟。當聖賀德佳疼愛的少女莉希迪絲（Richardis）離開修道院時，傷心難過到無法自已的她，不顧凶險渡過萊茵河，以四處傳教為自己療傷止痛（在當時，修女傳道是十分罕見的行為）。

他鄉異地的海外生活，有歡喜快樂，當然有也痛苦悲傷，過日子嘛，日本的讀者們想必也是如此。每當我感覺氣餒、難過時，只要一想起聖賀德佳遭遇的種種，「就連聖賀德佳也會生氣」、「真讓人為她叫屈」、「聖賀德佳也曾經歷這麼大的苦難呢！」我內心便得到了救贖。全球仰慕聖賀德佳的粉絲們，莫非也和我有同樣的共鳴。

聖賀德佳著書執筆之際，特別對負責記錄的福爾馬神父（Volmar）強調說，此乃上帝所言，必須忠實呈現、分毫不差的記載下來。我在閱讀原書時，不免感到艱深難懂，部分內容在家實行會有困難。但是，就在實踐德國尋常的居家自然療法，以及聖賀德佳的本草療法、寶石療法之際，我漸漸感受到她直率的言語背後所傳達的意旨。基本上，我輩要經常意識到自己乃深受大自然、地球、宇宙的恩寵，以備受天地所眷顧的這顆心，認真過好每一天。無論今昔，修女們都是在信仰的戒律與大自然的節奏之中營生。

當我們親身實踐自然療法與其生活之道時，往往會不自覺變得自我苛刻，聖賀德佳提醒律己過於嚴苛的修女說：「對於已經勤耕的田地，如果還要用鋤頭繼續向下深掘，將會傷害了大地。」所以說，我們也要學習用感恩的心，欣然領受大自然的餽贈。

本書只是一條小徑，指引有緣人通往聖賀德佳療法這座寶貴森林。抵達森林精華深處的路途遙遙，讀者諸君如果對聖賀德佳及其療法感興趣，請務必拜讀原書，然後用長久的歲月，慢慢理解聖賀德佳的世界，感受其宇宙觀。倘若能夠把各位指引到森林的入口，那已經是筆者莫大的榮幸。

最後，我要感謝本書的編輯木村女士，在我寫作之際耐心陪伴，給予校正與建議，豐富了本書的內涵。在此由衷致上謝忱。

森 Wenzel 明華

感謝名單

本書承蒙以下先進的建言與協助，不勝感激。

長谷川弘江老師（聖賀德佳療法、芳香本草、香氛）

住友桂子老師（芳香本草、香氛）

竹谷奈美老師（慢食、自然食）

西岡真理子老師（史戴納人智教育）

瑪莎　溫杰爾老師（德國本草療法、聖賀德佳療法）

雷奇娜　舒華茲老師（芳香本草）

安吉拉　布雷克老師（德語、德國文化）

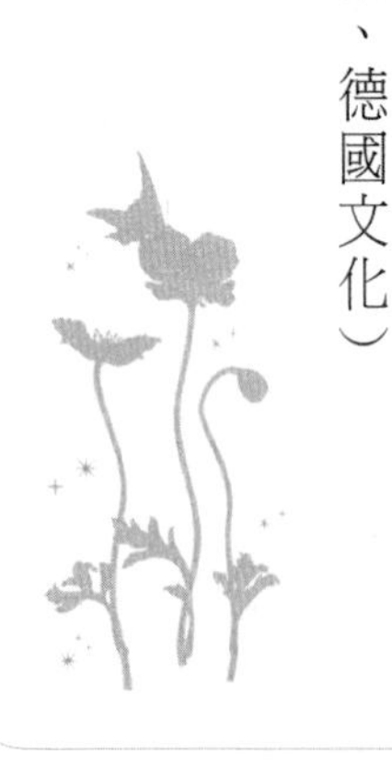

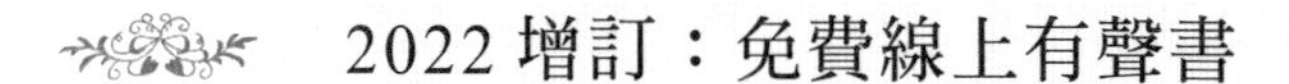

2022 增訂：免費線上有聲書

安撫緊張不安

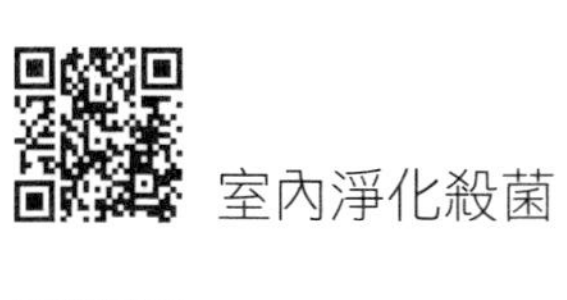

室內淨化殺菌

紓緩不安、緊繃、安眠

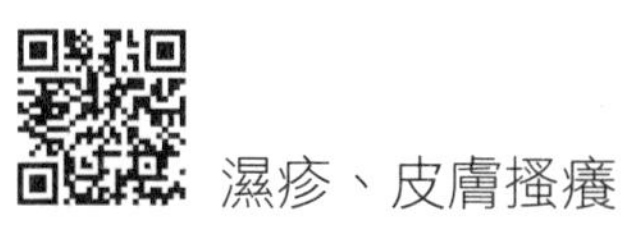

濕疹、皮膚搔癢

醒腦提神

安眠

預防暈車暈船

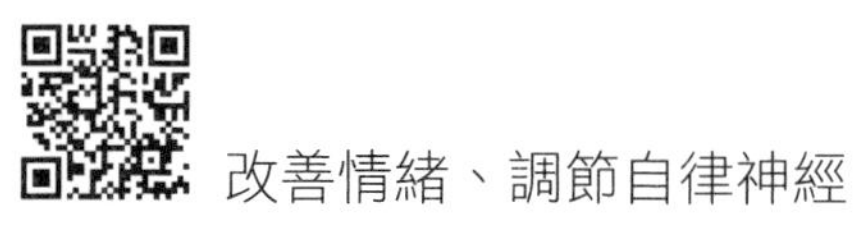

改善情緒、調節自律神經

感冒、喉嚨痛、鎮定

來自德國聖賀德佳・身心靈療癒處方
四季香草療法 120 帖【2022 增訂版】

作　　者：森 Wenzel 明華
譯　　者：胡慧文
選　　書：莊佩璇
圖文整合：洪祥閔
責任編輯：何　喬
社　　長：洪美華
出　　版：幸福綠光股份有限公司
地　　址：台北市杭州南路一段 63 號 9 樓
電　　話：(02)23925338
傳　　真：(02)23925380
網　　址：www.thirdnature.com.tw
E-mail：reader@thirdnature.com.tw
印　　製：中原造像股份有限公司
初　　版：2020 年 2 月
二　　版：2022 年 6 月
郵撥帳號：50130123 幸福綠光股份有限公司
定　　價：新台幣 380 元（平裝）
原 書 名：自然療法創始・本草療法之母聖賀德佳香草療法
HERB RYOHONOHAHA HILDEGARD NO KATEIDEDEKIRU DOITSUSHIZENRHOHO by SAYAKA MORI

ISBN 978-626-96175-5-5

總經銷：聯合發行股份有限公司
新北市新店區寶橋路 235 巷 6 弄 6 號 2 樓
電話：(02)29178022 傳真：(02)29156275

國家圖書館出版品預行編目資料

來自德國聖賀德佳・身心靈療癒處方
四季香草療法 120 帖【2022 增訂版】
／森 Wenzel 明華著；胡慧文譯 -- 初版 .
-- 臺北市：幸福綠光，2022.06
面；　公分

譯自：ハーブ療法の母ヒルデガルトの家庭でできるドイツ自然療法

1. 芳香療法　2. 自然療法

ISBN 978-626-96175-5-5(平裝)

418.52　　111008658